症病学说系列丛书

症病学说

陈志强 著

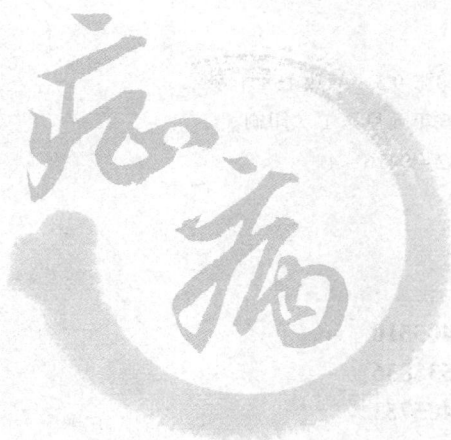

全国百佳图书出版单位
中国中医药出版社
·北 京·

图书在版编目（CIP）数据

症病学说 / 陈志强著 . -- 北京 : 中国中医药出
版社 , 2025. 6. --（症病学说系列丛书）.
ISBN 978 - 7 - 5132 - 9416 - 4

Ⅰ . R45

中国国家版本馆 CIP 数据核字第 20253X9L81 号

中国中医药出版社出版

北京经济技术开发区科创十三街 31 号院二区 8 号楼
邮政编码　100176
传真　010-64405721
廊坊市佳艺印务有限公司印刷
各地新华书店经销

开本 710×1000　1/16　印张 9.5　字数 158 千字
2025 年 6 月第 1 版　2025 年 6 月第 1 次印刷
书号　ISBN 978 - 7 - 5132 - 9416 - 4

定价　79.00 元
网址　www.cptcm.com

服 务 热 线　010-64405510
购 书 热 线　010-89535836
维 权 打 假　010-64405753

微信服务号　zgzyycbs
微商城网址　https://kdt.im/LIdUGr
官 方 微 博　http://e.weibo.com/cptcm
天猫旗舰店网址　https://zgzyycbs.tmall.com

如有印装质量问题请与本社出版部联系（010-64405510）

序

一、为什么要提出症病学说

1. 站在社会健康需求与最佳疗效的立场提出症病学说。只要能够提高临床疗效，对人类健康有利的所有知识和技术都可以恰当应用，而不管是中医还是西医。症病学说基于以患者为中心、以人类健康为己任来定位医学责任与功能。

2. 当前我国社会的主要矛盾已经转化为人民日益增长的美好生活需要和不平衡不充分的发展之间的矛盾。在医学健康领域，同样存在美好生活的社会需求与医疗保健服务发展不平衡、不充分的矛盾。社会发展与人民对美好生活的向往，需要提供以最佳疗效与健康为导向的更加优质的医疗保健服务。

3. 结合中国国情，我国的中西医并存是世界医学一道独特的风景线，同时也为创立中国特色的"症病同治"的医学体系提供了坚实的基础条件。

4. 中医和西医是两个不同的医学体系。中西医的历史起源不同，生命观与健康观不同，思维方法不同，对"病"的认识不同，防治方法不同，诊疗目的也不同。历史与临床实践证明，中西医都能防病治病，都为人类健康作出了杰出的贡献。但现实也证明，中医和西医都有明显的先天不足，都不能包打天下，不能最大限度地满足社会的健康需求和患者对最佳疗效的期待。"症病学说"能够为制定最佳诊疗方案提供临床应用思路与方法参考。

5. 中西医结合是中国特色的医学体系。把中西医各自的优势结合，为人类健康与最佳疗效提供"中国方案"，是所有中国人的梦想。但是，从中西医的理论逻辑推论很难从根源上结合，而且目前实际存在"废医存药"及中医药疗效下降等问题。所以，中西医结合的关键是如何结合的思路与方法问题，即中西医如何优势互补、中西医并用的问题。症病学说可以为中西医如何优势结合提供有益的启迪与思考。

二、症病学说的学术内涵

症病学说认为，中医和西医是两个不同的医学体系。中医和西医区别的根源在于两个医学体系对生命观、健康观与疾病观的认识不同，而并非是传统与现代、先进与落后、经验与实验的不同。中西医在临床上的标志性区别就在于对"病"的认识与命名不同，进而是诊疗思维与方法不同，诊疗目的也不同。中医的临床特点主要是"以症为病（症包括病证、病征），以症（证）为治，以症为效"；而西医的临床特点主要是"查验定病，以病为治，以病为效"。所以，基于中医和西医是两个不同的医学理论体系出发，临床实际需要面对的是同一患者同时存在两个"病"，即中医定义的"病"（症）和西医诊断的"病"，即"症病同存"。面对"症病同存"，需要"症病同治"，才能达到"症病同除"的最佳疗效。所以，症病学说是以疗效优先为核心理念，以"症病同治"为关键内容与办法，以"症病同除"为最佳疗效与目的，实行中西医"优势互补"的理论学说。

三、症病学说系列专著

本系列专著主要由两大部分构成。

第一部分是《症病学说》分册，也是系列专著的首篇，主要阐述症病学说的定义、学术内涵与主要内容，重温症病学说形成的历史背景，以及通过临床教学实践指导、培养能够掌握"症病同治"诊疗策略医学人才的配套文件。

第二部分是"症病学说·专科践行录"系列专著，主要介绍症病学说的临床应用。首批专著包括神经外科、心胸外科、泌尿外科、妇科、老年病科、心律失常专科、心力衰竭专科、骨关节专科、子宫内膜异位症专科、甲状腺专科、急重症外科及围手术期、临床护理等13个专业分册，内容涵盖各专科应用症病学说的理论探讨、专科常见病种实施"症病同治"的诊疗策略及"症病学说"的临床应用案例与经验分享，与《症病学说》分册形成理论与实践相结合的系列配套专著。

四、症病学说系列专著的特色与意义

本套专著是以最佳疗效为目标，以疗效优先为核心理念，以"症病同治"

为关键内容与办法，总结中西医优势互补的临床经验，探索中西医并用的临床方法，践行中国特色医学发展道路的系统学术著作。本套专著所提出的学术探索主要包括：

1. 明确提出"症也是病"（症包括病证、病征）。中医将主要病证和病征作为疾病看待并以此命名为"病"。所以，"症病学说"的"症"特指中医定义的"病"，如咳嗽、太阳病、瘿瘤等。而症病学说的"病"特指西医以检验检查为主要依据诊断的"病"，如肺癌、冠心病、高血压等。

2. 明确提出临床实际是"症病同存"。临床诊疗需要面对的是同一患者同时存在两个"病"，即中医诊断的"病"（症）和西医诊断的"病"，而不是一个"病"。

3. 明确提出中医与西医的不同根源在于生命观和健康观不同，在于疾病观不同。由于对"病"的认识不同，诊疗思维逻辑不同，诊疗目的也不同。

4. 明确提出症病学说的定义。"症病学说"是以疗效优先为核心理念，以"症病同治"为关键内容与办法，以"症病同除"为最佳疗效与目的，实行中西医优势互补的理论学说。

5. 明确提出症病学说的学术内涵。包括症也是病（中医的"病"）、症病同存（临床现实）、症病同治（诊疗对策）、症病同除（诊疗目的）、症病同评（诊疗标准）等。

6. 明确提出中西医结合的临床应用方法主要是中西医优势互补，中西医并用。

7. 明确提出临床最佳诊疗方案的制定原则应该以疗效优先。并非中医优先，也并非西医优先。

8. 明确提出以最佳疗效为目标的"症病同治"的诊疗策略。包括根据西医诊断（分病、分期、分类）和中医诊断［分病（症）］制定"优势互补"的诊疗策略。

9. 明确提出实施"症病同治"的基础条件是，既要"守正中医"，也要"守正西医"。

10. 明确提出守正中医的要点是"以症为病，以症（证）为治，以症为效"。

11. 明确提出守正中医，要按照"病（症）、理、法、治"的理论体系与方法正确辨证论治。拓展既往以理、法、方、药为主要表述的中医辨证论治体系与方法的内涵。

12. 明确提出中医辨证与西医诊断没有逻辑关系，中医辨证只是与中医诊断有逻辑关系。

13. 明确提出症病学说临床应用"138"，即临床实施"症病同治"的诊疗策略与具体办法。

14. 明确提出疗效优先、中西医优势互补的诊疗原则是首选消除病和（或）症，其次控制，改善也好。

15. 明确提出既然"症也是病"，中医"以症为病、以症（证）为治"，则中医的临床疗效评价标准也应该是"以症为效"。

16. 明确提出最佳疗效的诊疗目的是"症病同除"，而比较完善的临床疗效评价标准就应该是"症病同评"。

症病学说有很多内容值得深入研究。症病学说系列专著既可以为提高临床疗效、为培养医学人才提供经验，也可以为守正创新发展中医、探索中国式现代医学提供借鉴。因此，本丛书既可作为临床、教学与科研用书、科普与健康教育的素材，也可以为医学发展、办院模式与学科建设提供研究参考。

五、不足与思考

症病学说作为新的学术理论，肯定有很多不足与缺点。但是没有探索，就不会有进步。所幸参与编写本套专著的众多专家，都在临床实践中积累了丰富的诊疗经验，都有以最佳疗效为目标的行医济世初心；所有学术探讨都来自于真实的临床实践与感受，所选病案也都是一个个活生生的真实案例。即使其中有些观点值得商榷，但也可以为提高疗效与学术争鸣提供参考。同时，症病学说是一个开放的学术体系，无论中医西医，还是中西医结合的新进展，只要能够提高临床疗效，都可以随时收录其中；无论是学科、专科、专病和个人，都可应用"症病学说"进行经验总结与学术探索。首先出版的践行者，可以继续参与修订第二、第三版，也可以继续出版第二、第三册；后来有意参与探索的学者，也可以出版更多的症病学说专科践行录，形成更多更好的"症病同治"的宝贵经验，造福更多的患者，培养更多能够掌握"症病同治"的医学人才。

陈志强

2024 年 8 月 7 日

编写说明

《症病学说》分册是症病学说系列专著的首篇，主要阐述症病学说的学术内涵及理论研究。

本书共分3章。第一章绪论主要介绍症病学说产生的背景、学术内涵等；第二章主要介绍中西医学对"病"的认识源流（即症病学说的学术内涵，包括症病学说的定义、基本内容、实施的基本条件及临床应用方法）；第三章主要介绍症病学说的临床实践教学（即理论基础，包括《再论"病"之定义，创新医学发展》《"症病同治"的诊疗策略探讨》《以症为效，对中医临床疗效评价的再思考》等学术论著），包括"症病同治"的三级医师示范查房规范、"症病同治"的病情简介模板及"症病同治"的三级医师示范查房评分表等，为培养"症病同治"的医学人才提供借鉴。

此外，配套出版的"症病学说·专科践行录"系列专著主要用于介绍症病学说的临床应用，首批出版的有神经外科、心胸外科、泌尿外科、妇科、老年病科、心律失常专科、心力衰竭专科、骨关节专科、子宫内膜异位症专科、甲状腺专科、急重症外科和围手术期、临床护理等13个专业分册，分别介绍所在专科或专业应用症病学说的理论探讨、所在专科常见病种实施"症病同治"的诊疗策略及症病学说的临床应用案例与经验分享等内容，与《症病学说》相互印证，形成理论与实践相结合的系列配套专著。

症病学说是以疗效优先、症病同治为核心理念与办法，以总结中西医优势互补的临床经验、探索中西医并用的临床思路与方法、践行"中西医并重"的中国特色医学发展理念为主要内涵的学术探索，有很多内容值得深入研究。以《症病学说》为首的症病学说系列专著既可为提高临床疗效、培养医学人才提供经验，也可为探索中国特色新医学提供借鉴。因此，本套专著既可作为临床、教学与科研用书、科普与健康教育素材，也可为医学发展、办院模式与学科建设的研究提供参考。

　　症病学说是基于历史事实与新时代社会需求而提出的理论学说，是重新了解中西医、重新评价中西医、重新思考医学发展与定位、重新思考如何守正中医、践行"中国式现代医学"的创新性实践与探索。症病学说作为新的学术思想体系，尚有很多不足与缺点，有待不断改进与完善。症病学说的临床应用也需要配套相关的中医和西医医学基础知识与最新学术进展，才能达到疗效优先的目的。而首期出版发行包括《症病学说》在内的症病学说系列专著也只是涵盖了 13 个临床专科与专业，还有很多临床专业与学术领域并未涉及。因此，十分期待更多的专家学者及热心人士能够投入到症病学说的学术研究与临床应用，为人类健康作出更多的贡献。

陈志强

2024 年 8 月 7 日

目　录

第一章

绪论

第一节　症病学说的产生背景

最佳疗效是临床医学的最高境界。但是究竟什么才是最佳疗效？站在不同的角度或者不同的立场，会有不同的答案。

站在中医的角度，主要是以消除"病"（症）为最佳疗效标准。

站在西医的角度，主要是以消除"病"（病灶或病原）为最佳疗效标准。

站在患者与社会的角度或立场，医学应该是"能治病，治好病"！以消除包括中医"以症为病"的病和西医"查验定病"的病为最佳疗效标准。

从医学存在的责任与意义的立场出发，应该以健康为目标，以患者为中心，面对同一患者"症病同存"的临床现实，采取"症病同治"的最佳诊疗策略，争取"症病同除"的最佳疗效。

1. 医学是有限的科学

医学的发展应该以人类健康与社会需求为目的。尽管在现代科学技术的有力支撑下，医疗技术不断取得新的进步。但是，相对而言，医学仍然是有限的科学。随着现代社会的进步，一方面广大百姓对保健医疗服务有更高的需求，而另一方面，现有的医疗保健服务与水平相对有限。所以现实中，医疗保健服务水平与社会需求之间存在着巨大的差距。

中医学和西医学都是有限的科学，单独应用更加难以取得患者与社会需求的最佳疗效。虽然历史上中西医学都为人类健康作出过巨大的贡献，但是，中医学和西医学是两个不同的医学体系。大量临床实践证明，无论是中医还是西医都各有长处与不足。结合中医学与西医学的优势，可以取得比单独应用中医学或西医学更好的临床疗效。所以，以最佳疗效为目标，中西医优势互补，是社会与百姓的期盼，是新时代美好生活的社会需求，也是医学命运共同体理念下中医学发展的必然方向。

2. 医学的发展已经具备了创造最佳疗效的条件与时机

中医学历经数千年的发展与临床实践，始终以"天人合一""道法自然"为核心理念，把人与自然融为整体观察，既从状态学的角度辨证论治，又不断积累针对具体"病"证的独特诊疗经验，从而形成了集自然科学与哲学于一体、集经验医学与实验医学于一体、集传统医学与现代医学于一体的独特医学体系。相较于其他以"对症（病）下药"为主要诊疗手段的传统医学而言，中医学正是由于这一独特的医学理论体系，具有巨大的社会应用市场及顽强的科学生命力，因此才不但能免除消亡，而且绵延流传，并且为世界各国接受并不断得以发扬光大。尽管历史跌宕，中医学也难免遭遇挫折，但是，除了部分属于经验积累尤其是"对症（病）下药"的部分内容被遗损以外，大量的中医药文献得以保存，植根于中华文化的中医药精髓得以留存。随着国家对中医药的重视，中医药也在不断发挥更多的作用，展现出更多、更好的医疗保健功效，世界对中医药也有了更多认识与肯定。因此，可以预见，中医药会越来越为世界与大众尤其是认可中华优秀文化的大众所接受，不但不会消亡，反而会成为世界医学中的一个重要的医学体系之一。

西方医学体系大概分为古代西医学与现代西医学两个历史阶段。古代西医学主要从自然哲学角度认识医学，以古希腊的四体液学说为代表，认为人体主要由黄胆汁、白胆汁、黑胆汁和绿胆汁等组成。直到六百多年前，西医从解剖学得到启发，经过不断努力，到 19 世纪后期，才逐渐完善现代西医的基础理论与临床医学分科，形成比较完整的现代西方医学体系。并且紧紧依靠与借助现代科学技术的进步，迅速成为世界主流医学。现代西医学以还原科学与精准医学为核心理念，为世界医疗保健事业作出了巨大的贡献，是世界医学的主要医学体系。

中医学与西医学是两个不同的医学体系，起源不同，思维逻辑不同，对健康与疾病的认识不同，诊疗目的不同，核心理念不同。但是，历史事实证明，它们都为人类健康、防病治病作出了巨大的贡献，都是当今社会仍然广受欢迎的现代医学体系。它们各有优势，也各有不足。如果说，相对于现代西医学作为精准科学在医学领域的典型代表而言，中医学就是复杂科学或模糊科学在医学领域的佼佼者。站在社会和百姓的角度，以患者为中心的基本立场，人类健康需要更多更好的健康守护神。依照唯物辩证法理论，中医与西医的并存属于对立统一的范畴，正好能够优势互补，为人类健康提供更佳的医疗保健服务。

医学要以患者为中心，以最佳疗效与健康为目标，而中西医各有优势与不足，需要结合，才能更好地体现医学本身的责任与使命。社会发展以建立美好生活为目标，需要中西医结合，才能提供更加优质的医疗保健服务，满足社会与百姓的现实需求。所以，中西医结合成为中国特色医学的体系之一。问题是，中西医如何结合？如何守正创新？如何才能继承不迷古，创新不离宗？症病学说就是基于长期临床实践，对医学事业如何践行以患者为中心、以健康为目标的学术探索，也是对如何发展中医、如何中西医结合、如何取得最佳疗效、更好地为人类健康服务的深刻思考以后所凝练而成的学术思想体系。

第二节　症病学说的学术内涵

一、相关概念

1. 定义

症病学说是以"疗效优先"为核心理念，以"症病同治"为关键内容与办法，以"症病同除"为最佳疗效与目的，实行中西医"优势互补"的理论学说。

2. 症病学说的"症"

症病学说的"症"特指中医诊断的"病"，如咳嗽、太阳病、瘿瘤等。原因在于中医和西医在临床上的标志性区别就在于对"病"的认识与命名不同。中医主要将病证和病征作为疾病看待并以此命名。"症"还泛指中医学。原因在于症病学说认为中医和西医是两个不同的医学体系，根源在于其生命观、健康观、疾病观的不同。

3. 症病学说的"病"

症病学说的"病"特指西医诊断的"病"，如肺癌、冠心病、高血压等。原因在于中医和西医在临床上的标志性区别就在于对"病"的认识与命名不同。西医的诊断特点是"查验定病"。症病学说的"病"还泛指西医学。原因在于症病学说认为中医和西医是两个不同的医学体系，根源在于其生命观、健康观、疾病观的不同。

症病学说是探讨将中西医优势结合的理论学说。中医学有三千多年的历史，现代西医学的形成只有一百多年的历史，从尊重历史的角度出发，所以把"以症为病"作为学术与临床特征的中医学排列在前，名曰："症病学说。"

二、基本内容

1. 症也是"病"（中医的"病"）

"症"包括病证、病征。中医学与西医学不同。中医学临床诊断主要"以症为病"，如咳嗽、淋证、水肿、瘿瘤、太阳病、少阳病等，百姓与患者也通常是以症为"病"。所以，症也是"病"。

"以症为病"是中医学识病之源。中医学"以症为病"的根源来自其独特的科学观与健康观。纵观古今，从古代中医最早的《五十二病方》《黄帝内经》等名著，到汉唐时代的《伤寒论》《备急千金要方》，再到明清时代的《景岳全书》《临证指南医案》等，再近至当代中医药院校使用的教材，主要是"以症为病"，如咳嗽、腰痛、淋证、瘿瘤、脱疽等病名。"以症为病"除了以患者主观感受到的不适症状或者是可以观察到的异常症状（征）为根据命名以外，中医学对"病"症的定义还有另外的综合认识或表达，如《伤寒论》提出的太阳病、少阴病、百合病等，但分析其中表述的内容，如"太阳之为病，脉浮，头项强痛而恶寒"和"少阴之为病，脉微细，但欲寐也"等，本质上仍然还是"以症为病"。

中医学"以症为病"，通过望、闻、问、切，采取取类比象、整体思考的办法，认识疾病，分析病因、性质、部位及邪正关系（病机），并且"以症（证）为治"，逐步完善，形成独特的防病治病和辨证论治体系，体现了中医学在健康领域独特的科学探索。

2. 症病同存（临床现实）

中医学"以症为病"，西医学"查验定病"。临床实际是同一患者存在中医学和西医学同时诊断的两个"病"，即"症病同存"。

由于中医学和西医学的起源不同，对疾病的认识与健康观不同，导致对"病"的病名诊断与规范诊断不同。主要区别在于：

中医诊断疾病包括病名诊断和病机诊断（机理与证型）两个方面。病名诊断通常把主要病证和病征作为疾病看待并以此命名。病机诊断是指根据主要病证和病征与望、闻、问、切等四诊资料，结合中医理论对病因病位和邪正虚实等进行分析后得出的结论。

西医诊断疾病也包括病名诊断和规范诊断两个方面。病名诊断的主要依据是病史、症状、体征和检验、检查等资料。规范诊断包括病位、病性病原、程度与范围、功能影响与预后等。

显而易见，中医学的"病"不等于西医学的"病"。中医学和西医学的诊断依据不同，诊断规范也不同。中医学"以症为病"，西医学"查验定病"。中西医学在临床区别的实际不但是"病"名不同，而且所指"病"的内涵也不同。因此，真实世界的临床实际是"症病同存"。基于中医和西医两个不同的医学理论体系，我们需要面对的是不同医学角度与思维方法认识同一患者同时存在的两个"病"，而不是一个"病"！

3. 症病同治（诊疗对策）

症病同治就是同时应用中医和西医，对同一患者协同诊疗。"症病同治"是症病学说的关键内容与办法。

"症病同治"的"同"和"治"需要从中华文化的一字多义和一词多义的角度进行理解。"同"字有同时、同人、同用、同心（同一目标）等多层意思。"治"字也有医治（治病、治疗、医治、治标、治本、治愈）、治理（治理、惩治、管理、经营）和研究（治学、治史）等多层意思。

实施"症病同治"的诊疗策略，前提是必须认识到中医和西医是两个不同的医学体系，其在临床上的标志性区别就在于对病的认识与命名不同。中医"以症为病"，所以，症也是"病"。临床现实需要面对的是同一患者同时存在的两个"病"，即西医诊断的"病"和中医定义的"病"（症），即"症病同存"。因此，必须"症病同治"，才能真正做到治病救人，以患者为中心。

传统中医最具特色与优势的治疗方法是"以症为病，以症（证）为治"。

中医治"病"的方法主要包括对症（病）下药与辨证（症）论治。对症下药是世界上所有传统医药（包括中医药）的诊疗特征，包括秘方验方、外治手法、一招灵等，以此来消除或改善"病"症，而以中国的传统中医药经验最为丰富。辨证（症）论治实际上包括辨证论治与辨症论治。历史上中医学症、证大多不分，对"症"与"证"的表述区分并不严格。但临床实际需要对"症"与"证"区别应用，"症"主要指病证和病征，"证"主要指证型和病机。辨证论治主要依据病因病机分析，得出表、里、寒、热、虚、实或者湿热、肾虚、肝郁脾虚等证候结论（病机），再立法处方治疗，如气血两虚要补益气血，方选八珍汤治疗；肝郁脾虚要疏肝健脾，方选逍遥散治疗等。辨症论治则主要依据"病"的特征立法治疗，如《伤寒论》中针对"心下痞满"一症，若按之痛，按"结胸证"用陷胸汤治疗；若按之不痛，则按"痞证"用三泻心汤治疗。又如少阳病证"少阳之为病，口苦，咽干，目眩也"，用小柴胡汤治疗，但是后文又提出"伤寒中风，有柴胡证，但见一证便是，不必悉具"，就是辨症论治的实例。《伤寒论》提出的论治方法经过长期大量的临床实践，证明只要辨证（症）准确都会有较好的临床疗效。常见的中医辨证方法有八纲辨证、脏腑辨证、六经辨证、气血津液辨证、卫气营血辨证、三焦辨证、经络辨证、病因辨证等，需要根据实际"病"证选择应用。

后世历代名医都推崇培养中医人才要熟读经典，熟练运用经方，提示只要识症辨证，把握中医学有关症（病）、理、法、治（包括方药）的关键知识，就能识病治病，而且历代名医医案几乎都以辨证（症）论治为主要亮点。因此可以说明，"以症（证）为治"是传统中医学最具特色与优势的治疗方法。即使西医是当今世界的主流医学，但是在临床实践中，西方医学体系并不能包打天下，大量的病证不能单用西医"以病为治"得到解决。而中医药对防病治病的作用依然巨大，无论是面对大量的普通病证，还是诸如"非典"和"新冠"等重大的传染病，中医药始终能展示出有效性和独特魅力。

现代西医的临床特点主要是"查验定病，以病为治，以病为效"。很多中医治不了的"病"，用西医的办法应手而愈。如抗生素的应用、麻醉与输血、微创手术等不但丰富了诊疗手段，提高了临床疗效，还大大促进了医学的发展。随着科学技术与生命科学的不断进步，现代西医必定继续进步，在世界医学中具有举足轻重的地位。

既然中医和西医都是有用的科学，都对人类健康有用，所认识的"病"都危及人类健康。那么，中西医优势互补，"症病同治"就有足够的理由成为治病救人的最佳诊疗策略。

（1）由于中医定义的某一"病"证可能出现在很多西医诊断的"病"中，而西医诊断的某一种"病"又可能出现不同的中医"病"证。所以，中医学的"病"不等于西医诊断的"病"（病种）。守正中医，应针对中医定义的"病"

证进行辨证（症）论治，而非针对西医诊断的"病"进行辨证论治。如西医诊断的良性前列腺增生，由于病变程度与并发症等不同因素，可以出现排尿困难、尿频尿急、血尿、尿潴留、梗阻性肾病等不同的主要临床"病"证。根据中医学"以症为病"的诊断原则，中医学以主要"病"证为诊断依据，应分别诊断为癃闭、尿频、尿血（血证）、淋证、溺毒等多个不同的"病"，然后再依据中医思维针对主要"病"证进行辨证论治。

反而观之，中医学诊断为癃闭的主要"病"症依据是小便困难。而从西医的诊断依据与鉴别诊断分析，导致小便困难的原因有前列腺增生、前列腺癌、尿道狭窄、尿道结石等，西医是以导致小便困难的病因为正式病名，并根据检验检查及临床实际规范诊断，然后制定相应的诊疗方案。

以此类推，西医学诊断的肝癌"病"，根据肝癌的主要临床"病"证不同，中医学分别诊断为黄疸、癥瘕、胁痛、臌胀……等多个不同的"病"，并且依据这些"病"证的临床特点，结合四诊分析病机，进行辨证论治。中医的咳嗽"病"证，从西医的诊断与鉴别诊断分析，产生咳嗽症状的有支气管炎、肺癌、肺结核、肺炎等多种疾病，其病名诊断主要是针对病因诊断，再根据检验检查及临床实际规范诊断，然后制定相应的诊疗方案，而非主要针对咳嗽"病"证进行治疗。

（2）中医学某一"病"证并不一定出现在西医的某一种"病"（病名）之中，而西医学的"病"也并不一定会出现某些特定的症状。所以，中医学的"病"名并不一定等于西医学的"病"名。守正中医，同样应该针对中医学的"病"证进行辨证（症）论治，而非针对西医学的"病"进行辨证论治。

如西医学的泌尿道感染并不一定有尿急、尿痛的中医淋证病的表现；眩晕（中医"病"证）不一定合并有高血压或者一定是高血压导致的，"黄疸"（中医"病"症）不一定合并有肝炎或者一定是肝炎导致的。当下很多西医诊断为糖尿病的患者也并没有"消渴"（中医"病"证）的临床表现。诸如此类，亟须厘清中西医思路本源，以免误诊、误治。

（3）纵观三千多年的中医学发展历史，以及大量的名医医案经验总结，中医诊疗所针对的主要还是"以症为病"的中医"病"证，以天人合一、道法自然为核心理念的辨证论治也主要是围绕几千年来中医学的"病"证展开，而非近一百多年来才形成的现代西医所诊断的"病"。如果不是"以症为病，以症

（症）为治"，而是针对西医的诊断而辨证论治，就很难认可是守正中医了。

（4）结合临床实际，多病种并存的实际情况比单病种要多。尤其是老年社会，多病并存比较常见，有的患者甚至患有多达几十种西医诊断的疾病，但是实际上主诉的中医"病"证却不多；或者某些西医学诊断的综合征，却有很多的中医"病"证，因此，很难把西医诊断与中医诊断一一对应。

不难看出，如果不是针对中医学的"病"证进行辨证论治，在面对如此多的西医诊断的情况下，中医辨证论治就很难针对哪一个具体的西医病种进行辨证论治。如果只是针对同一个患者的某个西医病种进行辨证论治，那么同时存在的其他西医病种的辨证论治就会无从着手。

由此可见，无论是从尊重历史，还是从切合临床实际的角度出发，中医辨证与西医诊断没有逻辑关系；守正中医都应该"以症为病，以症（证）为治"，而非针对西医诊断的"病"直接辨证论治。（图1）

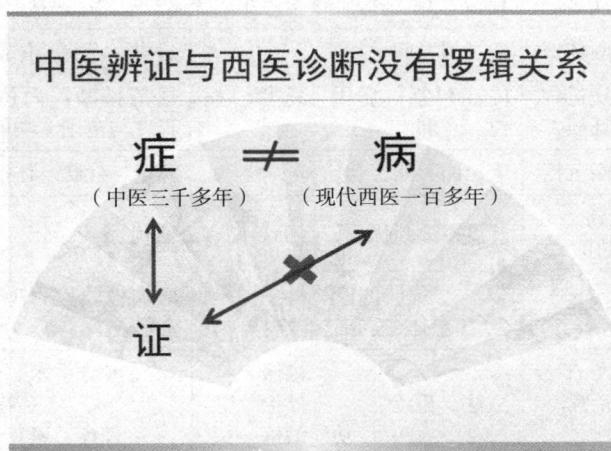

图 1　中医辨证与西医诊断的逻辑关系示意图

（5）对于需要手术治疗的患者，围手术期是中医药应用的创新领域。由于传统中医外科的诊疗范围主要是体表疾病，传承下来所应用的手术技术只有切开、引流、挂线、结扎等简单的手术方法，中医学缺乏现代手术治疗技术、围手术期处理与应用中医药的经验。但是，当应用现代手术技术治疗病变（如肿瘤等）以后，原有的病变不再存在。手术后出现的是新的"病"证，如焦虑失眠、术后疲劳、胃肠功能障碍和各种不适，相当于中医学诊断的郁证、不寐、虚劳、腹胀、腹痛、呕吐、呃逆等"病"证。由于手术前后的症病不符，很难有理由按照手术前的诊断进行辨证论治，而应当按照手术后实际出现的中医"病"证进行辨证论治。

（6）真实世界当中，中医学诊断的"病"（症）不等于西医学诊断的"病"，临床实际是同一患者"症病同存"。除了西医与中医诊断"病"的思路与标准不同以外，就主要的临床病证而言，临床实际与西医学教材所提及的诊断思路也有很大的不同。

临床上很多患者的主诉并非实际诊断的主要症状或病征，症病不符的情况十分多见，如症重（多）病轻（少）、病重（多）症轻（少）、多病多症，或者是有病无症、有症无病等。凡此种种，都需要实事求是，创新诊疗思维，在"症病同治"的实践过程中，通过取中医学和西医学的优势互补加以解决。（表1）

表1　"症病同治"应用示意

项目		中医	西医
诊断	病名	1、2、3……按轻重缓急排列	1、2、3……按轻重缓急排列
	诊断依据	望、闻、问、切	病史、症状、体征、检验检查
	病机（证候）	内涵包括：病因、病性、病位、正邪。	规范诊断：病位、病性病原、程度与范围、功能影响、预后
	诊断依据	望、闻、问、切	病史、症状、体征、检验检查
总体诊疗策略（原则和目的）		要点：诊断优先、目标导向、方法优选	
具体措施	诊断	完善四诊资料（整体、局部、微观）	增加检验检查项目，补充历史资料。
	治疗	立法、论治	内服 外治 功能锻炼……	手术、介入 药物 理疗、康复训练……
基础管理		饮食营养、护理、其他管理……	

4. 症病同除（诊疗目的）

"症病同除"是"症病同治"的诊疗目的。换而言之，面对"症病同存"，需要"症病同治"，才能达到"症病同除"的最佳疗效与目的。

以"症病同除"为诊疗目的，意味着能够同时消除中医学"病"证和西医学的"病"是最好，否则能够消除中医学"病"证或西医学的"病"的二者之一也是可以的。

相对于消除病证，控制病证是次选目标。很多病证难以消除，尤其是慢性病，如高血压、糖尿病等，能够控制有关指标和病情进展也是不错的目标选择。

在临床实际当中，也有一些病证在现有的医学水平或医疗条件下难以达到消除或控制的目的，如晚期肿瘤、各种疑难病证或器官功能衰竭等，现有的医学水平可能只会使病证有所改善。但是即使如此，只要能够达到减轻患者痛苦的目的，尽到医学的道义与责任，都可以选择各种有效办法，而无论是中医还是西医。

所以，以疗效优先为核心理念的症病学说的临床应用原则是：首选消除病和（或）症，其次控制，改善也好。

5. 症病同评（疗效标准）

症病学说认为，面对"症病同存"的临床实际，需要"症病同治"的诊疗对策，才能达到以患者为中心、"症病同除"的治疗目的。因此，与之相应的临床疗效评价标准应该是包括现代西医学"以病为效"和中医学"以症为效"的临床疗效评价内容，即"症病同评"。

目前应用的临床疗效评价主要是以现代西医学为主的"以病为效"的疗效评价标准，并不完全适用于中医临床疗效评价。因此，开展"以症为效"的中医临床评价标准研究显得十分必要。

中医学形成与发展的历史证明，"以症为效"是客观上中医临床疗效评价的主要标准。

首先，以消除或减轻"病"为中医疗效判断拥有强大的群众基础和社会共鸣。很多情况下，经过检验、检查得出的西医诊断与患者感觉不适或异常的"病"证并不相符，或者缺乏有效的治疗手段。而中医学"以症为病"，针对腰痛、眩晕、咳嗽等中医"病"证，通过内服、外治等适当手段，可以使很多"病"（症）消失或好转。

其次，"以症为效"能够体现中医学的科学性。守正中医，研究制订"以症为效"的临床疗效评价标准，则中医学"以症为病"和"以症（证）为治"的理论基础及特色优势就能得以验证并继续发扬。

最后，以现代西医学理论体系为基础的临床疗效评价标准并不完全适用于中医临床疗效评价。中医学和西医学是两个不同的医学体系。由于中医学与西医学对"病"的定义不同，因此，各自对临床疗效的评价标准也肯定不会相同。

西医学认为"症"只是"病"的诊断依据之一,"症"不是"病";即使经过治疗,消除或减轻了这些"病"症,也不一定能够成为是否有效的主要依据。就像诊断"病"一样,西医认为检验、检查的结果才是治"病"是否有效的主要标准。现代西医提出的生活质量评分与中医"以症为效"有类似之处,但是由于西医学和中医学从根源上对医学与健康的认识不同,对"病"的定义不同,所以,生活质量评分只能作为"以症为效"之中可以参考的部分,而不能涵盖或取代"以症为效"的中医临床疗效评价。

"症病同评"包括现代西医学"以病为效"和中医学"以症为效"的临床疗效评价内容,将会使现代临床疗效评价体系更加丰富与完善,符合以健康为目标而不是以治病为目标的医学发展方向。通过开展"以症为效"的中医临床疗效评价研究,亦可为守正传承、创新发展中医学提供思路。

第三节　症病学说的临床应用

一、理念创新是前提

1.应用症病学说,必须以患者为中心,以健康为目标。以疗效优先为核心理念,既不是西医优先,也不是中医优先。

2.应用症病学说,必须确认"症也是病"。临床实际需要同时诊疗同一患者的是两个"病",包括西医诊断的"病"和中医定义的"病",即"症病同存"。

3.面对"症病同存"的临床实际,需要采取"症病同治"的诊疗策略,争取达到"症病同际"的最佳疗效。

4.实施"症病同治",守正规范是基础。既要守正中医,也要守正西医。

二、中西医优势互补是关键

中医学和西医学是两个不同的医学体系，根源在于生命观、健康观、疾病观的差异。所以，中医学和西医学在根源上、系统理论和整体上很难结合。但是，无论中医学的"以症为病"，还是西医学的"查验定病"，都有其科学性与实用性，都经历了历史与社会的考验，都难以互相取代，都各有长短。由于"病"和"症"都发生在同一个人，经过一百多年中西医并存的实践与比较，证明可以在临床诊疗过程中实行中西医优势互补，中西医协同并用。

"症病同治"的关键内容与办法，首先要在守正中医、守正西医临床思维的基础上，同时用中医和西医分别对同一患者进行规范诊断（包括中医病名诊断和病因病机诊断；西医病名诊断和病位、病性病原、病变程度与范围、功能与预后的规范诊断）。然后根据西医疾病诊断（包括病种、疾病分期或病因分类）和中医病证诊断（包括病机辨证），以疗效优先为原则，制定选择中西医优势互补的诊疗策略，选择最佳的中医或西医具体诊疗方法。配合适当的营养饮食、康复锻炼、护理管理措施，实行中西医优势互补，从而达到"症病同除"的最佳疗效与目的。

1. 根据疾病诊断（分病）制定优势互补策略

以肠梗阻为例，如果是肿瘤导致的肠梗阻，应采取西医诊疗与现代手术为主，中医药为辅的诊疗策略；如果是粘连性肠梗阻，则应以中医药保守治疗为主，西医诊疗为辅的诊疗策略。

又例如乳腺、甲状腺、肺、肝等器官肿物，首要区分良性或恶性的病变性质，再确定中西医优势互补的诊疗策略。

2. 根据疾病分期（分期）制定优势互补策略

以前列腺癌为例，局限性前列腺癌应采取根治性手术或放疗清除病灶为主，中医药促进康复为辅的诊疗策略；而针对转移性激素敏感期前列腺癌，采取西药内分泌治疗为主，联合中医药协同增效及减毒增效的诊疗策略；针对去势抵抗型前列腺癌，根据实际情况优选包括中医药、化疗、免疫、靶向、放射等适宜疗法的综合性诊疗策略。

又例如乳腺癌、肺癌、肝癌、胃癌、肠癌等恶性肿瘤，同样需要根据"疾病分期"，制定中西医优势互补的诊疗策略。

3. 根据病因分类（分类）制定优势互补策略

例如前列腺炎，对于少数细菌性前列腺炎患者（约4%），采取西药抗生素治疗为主，中医药为辅减轻症状的诊疗策略；而对于大部分无菌性前列腺炎患者（约96%），则采取中医药消除或减轻病症为主的诊疗策略。

又例如肺炎、鞘膜积液、泌尿系结石、甲状腺炎及高血压、糖尿病等疾病，需要根据不同分类和具体病情，制定中西医优势互补的诊疗策略。

4. 根据中医病"症"诊断（分症）制定优势互补策略

针对淋证、咳嗽、早泄、痛症、虚劳等诸多中医病证，以天人合一、道法自然为核心理念的中医学有很多有效而独特的诊疗方法，可以有效消除或减轻患者的痛苦。分症（病）论治的关键是要守正中医，"以症为病"及"以症（证）为治"，结合对症用药，辨证论治，才能取得较好的临床疗效。

三、有效实施是保障

应用症病学说，做到"症病同治"，前提是既要守正中医，也要守正西医。

（一）守正中医

1. 守正中医的要点

守正中医的要点是"以症为病，以症（证）为治，以症为效"。

"以症为病"，这里的"症"包括症状（病症）和证候（病征），是中医诊断为"病"的主要依据，也是广大百姓认为患病的特征与共识。所以，症也是"病"。

"以症（证）为治"，针对"病"症，中医治"病"的方法主要包括"对症下药"与"辨证（症）论治"，简称为"以症（证）为治"。对症下药是指采取能够消除或改善"病"证的各种有效治疗方法，包括秘方验方、外治手法等。辨证论治是针对"病"证，结合四诊所见，依据中医学理论和辨证方法，对病因、性质、部位及邪正关系做出的分析判断，然后再确定相应的治疗方法。

"以症为效"，是基于临床实际"以症为病，以症（证）为治"作为前提的中医临床疗效评价标准。

2. 守正中医的基本方法

守正中医的基本方法是应用症病学说提出的"病（症）理法治"的新的

中医辨证论治体系与方法。包括首要定病（中医的"病"），次要论理（辨证），然后立法，依法选治（包括内服、外治）等具体内容。（图2）

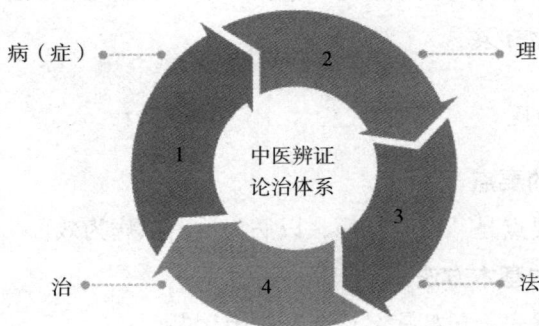

图2　病（症）、理、法、治的中医辨证论治体系与方法

首要定病，是指中医的病名诊断要准确、全面、规范。病名诊断既要以主要病证或病征作出正确诊断，如咳嗽、水肿、太阳病……；同时又要注意多"病"并存，全面、规范诊断，如同时有内痈（肾积脓）、石淋（尿石症合并尿痛）、痹证（痛风）、虚劳（老年多病衰弱贫血）等。

次要论理，是指要病机诊断（即机理、证型）准确。要基于望、闻、问、切等四诊资料，依据中医理论和辨证方法，对病因、性质、部位及邪正关系作出的病机分析和证型判断准确，如表里、寒热、虚实、湿热、脾虚等。应注意中医病机诊断常用的辨证论治体系与方法有八纲辨证、脏腑辨证、气血津液辨证、六经辨证、卫气营血辨证、三焦辨证、经络辨证等，以及与此理论基础相关的各家学说和各种流派，临床应用需要根据实际病证，因人、因时、因地地选择应用合适的辨证体系与方法，切莫一概而论。

然后立法，是指根据病机辨证来确定治疗原则。

依法选治，是指根据治疗原则，再选用相应的内服外治等适合的治疗方法。

病（症）、理、法、治的中医辨证论治体系与方法，是对既往所表述的理、法、方、药中医辨证论治体系与方法的拓展。其一是提出在中医临床诊疗过程中，应首先以"病"当头，确定所治"病"证；以此为论治目的，再论理立法；然后以"理法"为治疗依据，再根据临床实际与诊疗能力选择应用包括内服、外治等各种治疗方法。其二是调整以"治"代替方药，因为"治"包括各种治疗手段，包括内服方药及各种外治疗法等。中医药治疗并不局限于方药。

3. 守正中医的临床决策要点

一是根据专科"病"（症）与全身"病"（症）分轻重缓急处理，二是要根据现有的实际医疗条件与技术能力，包括人才、设备等，根据病情诊断和临床实际优选最佳治疗方案。

（二）守正西医

1. 守正西医的要点

守正西医的要点是"查验定病，以病为治，以病为效"。

2. 守正西医的基本方法

关键是诊断优先，包括病名诊断和规范诊断。

一是病名诊断要准确全面规范。首先是要依据病史、症状、体征、检验检查结果等综合分析，得出病名诊断；同时要注意多"病"并存，全面诊断，分轻重缓急先后排列。二是要规范诊断。根据现代西医理论，对各个病种的病位、病性病原、程度与范围、功能影响与预后等方面，根据临床实际作出规范诊断。

根据诊断，结合临床及社会实际，制定正确的诊疗策略，选择适合的具体治疗方法。

3. 守正西医的临床决策要点

同样是一要根据专科疾病与全身疾病分轻重缓急处理，二是要根据现有的实际医疗条件与技术能力，包括人才、设备等，根据病情诊断及临床实际优选最佳诊疗方案。

症病学说的临床应用需要具备"症病同治"的视野、诊疗条件与技术能力，包括对手术、药物（中药、西药）、放疗、化疗、介入、免疫、靶向、外治、针灸推拿、饮食与营养、锻炼康复、护理管理等的了解与掌握，并且能够优选可行手段，有效实施"症病同治"与"症病分治"。

四、症病学说"138"的临床应用策略

（一）按照"138"策略制定"症病同治"的诊疗方案

症病学说"138"策略的 1 是一个目的，3 是三大原则，8 是八项要点。

1. 一个目的

一个目的是达到最佳疗效（症病同除）。

2. 三大原则

三大原则包括从实际出发，从规范着手，取优势结合。

3. 八项要点

（1）中医诊断正确、规范、全面，西医诊断准确、规范、全面（专科病证与全身病证按轻重缓急排序）。

（2）确定总体诊疗策略（包括诊疗原则与目的）。

（3）目前需要补充哪些检验检查项目以进一步明确诊断，以及需要跟进的检验检查和监护的项目。

（4）针对目前的西医诊断，提出应当采用哪些西医主要治疗措施及其理由。

（5）针对目前的中医病证，提出应当采用哪些主要中医治疗措施及其理由。

（6）以最佳疗效为目标，制定中医和西医优势互补的诊疗方案（按轻重缓急统筹协调）。"症病同治"的诊疗策略，即根据西医诊断（分病）、疾病分期（分期）、病因分类（分类）、中医"病"证（分症）制定优势互补的诊疗策略。

优势互补的原则：首选消除症和（或）病，其次控制症和（或）病，改善症和（或）病也好。

（7）需要手术治疗的具体方案与围手术期处理要点。

（8）饮食营养、康复锻炼、护理、管理（切合患者需求与配合能力）等其他基础措施。

（二）后续的诊疗方案及调整

由于患者的病情、检查结果和治疗反应在不断变化，实际临床诊疗复杂多变。所以，"症病同治"的诊疗方案也需要在症病学说临床应用"138"策略指导下，根据临床实际情况，随时调整诊疗策略与具体措施。

1. 找出问题

首要找出当下需要诊疗的问题或难点。要根据该患者的临床实际，把中西医诊断、治疗、护理管理等主要问题或难点按轻重缓急列出。

2. 提出思路

针对该患者的临床实际诊疗问题，清晰提出"症病同治"的诊疗思路与治疗目的。尤其首要确立"诊断优先"的原则，凡是诊断不够清楚、不够全面、不够规范的，不管是中医还是西医，都要放在首位解决。

3. 具体措施

在上述诊疗思路的基础上，参照症病学说临床应用"138"策略的 8 个要点内容，分别列出具体的诊疗护理管理措施。

4. 跟进调整

症病学说临床应用"138"是某个一时间点针对具体患者的最佳诊疗决策与方案。但是，随着时间的推移、患者的病情变化，诊疗决策与方案也应及时跟进、对比与调整。跟进、对比是指要比较病情的前后变化，比较检验检查结果的前后变化。调整是指要在跟进对比的基础上，在当时的临床实际基础上，再按照"症病学说"临床应用 138 的原则与方法，及时调整，重新制定新的最佳诊疗策略与方案。

症病学说的临床应用涉及西医、中医、护理、营养康复及管理等多方知识与内容，医者开始可能会有繁杂的感觉，而且感觉原有知识不够用。但是随着不断地临床实践与学习、临床疗效的凸显及相关知识的积累，很快就能适应并熟练应用。

附

再论"病"之定义　探索医学之源

随着社会发展和生活水平的提高，对健康的追求越来越成为社会的时尚与必需。但是，令人十分遗憾的是，迄今为止，对与健康密切相关的"病"这一最为常用的名词竟然缺乏准确的定义。而探本溯源，却发现很多问题的出现竟然又与这一定义相关。因此，笔者试图通过再论"病"之定义概念，希望可以为思考结合医学与医学发展提供新的启迪。

一、重新探讨"病"之定义概念，会有惊人发现

五千多年前，从人类生命伊始，就把损伤与痛苦不适等病"症"定义为患"病"，如头痛、腹痛、外伤等。时至今日，民众百姓对"病"的认识依然主要来自于感性，也就是有"症"就是"病"，故有"对症下药"之说，而非"对病下药"。这一把"症"作为有"病"的标准为社会和广大民众普遍认可，此后亦逐步为中医学认同，广以"病症"的定义作为病名，如咳嗽、水肿、腰痛、癃闭等。

两千多年前，中医学在以"症"为"病"的诊断基础上，根据望、闻、问、切四诊等由外及里的逻辑推理方法，依照阴阳八纲、脏腑辨证等理论，发明了以"证"定义"病"（机）的另外一种方法，诸如肾虚、湿热、瘀阻等证候，即辨证论治。从以感性为主的对症下药，到探索规律、有理论指导的辨证论治，是中医学发展史上的一大进步！应该说，以"症"定义"病"，是最为直接易观的方法，最为社会百姓认可，中医学的病名诊断很大部分也是根据症来定义的。近年来现代医学指南也有用症状作为病名诊断，但无论中医学以"症"或者是以"证"来定义"病"的概念与内涵都有明显的不足，难以深入到"病"的微观世界，不能准确表达并予以推广。

一百多年前，以还原医学为基础的现代西方医学体系（西医）形成以后，现代西医学以解剖学、病原学与病理生理为基础，以检验、检查结果为主要依据结合临床表现来确定"病"的定义，以另外一种新的方法来认识和防治疾病，

客观上推动了医学科学的发展与进步。但是，建立于还原科学基础上的现代西医学也逐渐暴露了局限性。因为人体是个复杂的生物系统，内部有十分复杂的生物联系，即使已经进入个体分子基因诊断的先进水平，但是面对分布于人体多达 40 万亿～ 60 万亿个细胞及其中各个纵横交错的生物系统，这种以还原医学为基础的医学体系就越来越多地暴露出缺陷与不足。尽管目前已经认识到的疾病种类很多，按世界卫生组织颁布的《疾病分类与手术名称》中记载的疾病名称就有上万个，新的疾病也还在发现中，但是很多"病"的发病原因与机制不明确。越来越多的有识之士已经提出目前的实际医学科学水平与成为真正的能够揭开生命真谛的医学科学还有非常大的差距。现代西医学也认识到以还原医学为基础的单纯生物医学模式的不足，提出了现代医学的发展方向应该是集生物、心理、社会等一体化的整体生物医学模式，但是实际的临床医学缺乏真正整体医学模式的规范与落实。

二、认清"病""症""证"，探讨医学分歧之源

"病"的定义有广义与狭义之分，广义的"病"是指人的身心不正常或受到伤害，包括"病""症""证"。狭义的"病"可以是现代西医诊断的"病"，主要以检验、检查结果或特定的临床表现为依据；也可以是中医定义的"病"（症、症状或证候），以民众百姓所感觉的痛苦不适或特殊体征为依据；或者是"证"（病机），以中医学四诊推断的结论为依据。也就是说，"病"不等于症，更不等于"证"。有"病"不一定有"症"，有"症"也不一定能检查到有"病"。需要特别指出的是，中医学诊断主要是依据"症"（包括征）和"证"。"症"可以是中医学诊断"病"的主要依据，也可以只是诊断为"证"所需要的四诊资料的部分素材。与西医学的"病"和百姓直观的"症"不同，中医学的"证"既是诊断结论（病机），又是病"症"的根源。对"病"的理解与认识不一样，会带来一系列的学术思考与问题。

同样直观的"症"，从现代西医学的角度分析，可以由不同的"病"导致。如咳嗽，可以是支气管炎、肺结核、肺癌等引起；但是从中医学角度分析，"症"是因不同的"证"所导致，如可以是外感病邪所致，也可以是内伤积劳引起。同样用现代西医方法诊断的"病"，可以有不同的"症"；而不同的"症"，中医学可以辨为不同的"证"，或者说是由不同的"证"所导致。如良性前列

腺增生，若以小便困难或尿闭为主要"病"症，中医学应诊断为癃闭；若以尿频、尿急、尿痛为主要"病"症，则中医学应诊断为淋证；若以血尿为主要"病"症，则中医学诊断应为血证或尿血……

反之，同样是中医学诊断的"证"，如脾虚、湿热等，可以存在于现代西医诊断的不同疾病之中，也可以表现为不同的中医"病"症。例如脾虚之证，可见于水肿、泄泻等中医学诊断之"病"症，也可以存在于现代西医诊断的心性、肾性、肝性、营养或内分泌性等不同疾病中，甚至是西医学诊断的胃炎、肝炎、肾炎等疾病，都可出现"脾虚"之证。

应该特别指出的是，西医的"病"与中医的"证"没有直接的逻辑关系。西医的"病"与中医的"证"并非可以直接对应，因为得出"病"或者"证"的根据与逻辑思维不同。

三、"病"之定义不同，后果自然各异

中医学与现代西医的临床诊疗分歧根本在于对"病"的定义与认识的不同，而百姓与专业医学的分歧根源也同样在对"病"的定义与认识不一致，由此自然出现不同的后果。

1. 中西医学术争鸣错位

中医学能治什么"病"？这是所有诟病中医学的焦点之一，也是首先需要阐述的关键问题。重新了解"病"的定义与医学发展史以后，可以明确的是，中医学所治的"病"主要是针对中医定义的"病"症，论治方法主要是对"症"与辨"证"。对症下药起源于百姓，直观且易于接受，传统中医学有太多的单方验方、一招灵、民间秘方等，内容十分丰富；"症"也是中医学四诊内容之一，结合望、闻、问、切，以中医学理论推理分析所得出的关键病机诊断就是"证"，根据不同的证，因人、因时、因地制宜进行辨证论治，是中医学有效且最具特色的治病方法。但是这种由表及里、取类比象的办法，缺乏可以检验、检查的客观指标，难以重复及公认，尤其缺乏现实的办法与技术手段验证，难以应对肿瘤、梗死等具有明确病灶的病变。随着医学的进步，相信将会有更多的疾病能够明确诊断并清楚病因，但是仅凭对"症"与辨"证"的办法，肯定不能满足防病治病的社会需求。

现代西医诊断的"病"主要以病原病理和解剖生理等可以检验、检查的

微观世界结合临床所见为依据，明确的病位病性与程度等规范诊断是治疗的前提并决定治疗的效果。但是问题在于人类对生命科学的了解还仅仅是冰山一角，尽管目前提出了一万多种疾病的病名，而实际上半数以上的"病"的诊断不够明确，有些疾病（例如肿瘤）即使诊断明确，但病因也远未清楚。即使人类的基因工程也已有初步结果，但是各个基因之间、各个系统之间的复杂联系呢？更何况还有不同人种的基因差别与联系。而且，人类是最为复杂的生物之一，具有独特的情感与思维，中西医学都充分认识到精神情绪对健康与疾病的影响，这些都不能用目前简单的还原科学解决……即使目前社会与医学诊断应用最为广泛的"炎症"一词也难有明确的科学定义，甚至最为容易使人混淆。鼻塞流涕是鼻炎、皮肤痒疹是皮炎、咳嗽是支气管炎、呕吐泄泻是胃肠炎、关节痛是关节炎，还有肝炎、胰腺炎等，都称之为炎症，但其病因和治疗相差甚远！细菌只是导致炎症的原因之一，而炎症的存在很多并非细菌导致。可以预见，尽管现代医学不断进步，可以解开的谜团不断增多，但由于人类生命的复杂联系与互相影响，以及人类生存命运的局限性，可能永远都有不能解决的生命科学难题。

2. 社会百姓与医务人员对医学的理解错位

由于对"病"的定义概念不同，民众与医务工作人员理解错位，导致社会与医务工作人员互不满意。一方面由医生经过检验、检查结果所诊断的"病"，患者并不一定有明显的症状甚至并无不适，患者往往难以正确理解病情与预后，难以与医生达成共识。这种对"病"认识的错位往往是导致患者家属在病情发展与变化甚至病重的时候，思想准备不足并且不满意医疗工作的原因之一。而另一方面导致患者认为患有的"病"（症），医生却有可能因为未检查出有"病"或者认为只是并不重要的症状，往往不够重视或者缺乏有效的应对手段，这也是患者对医疗服务最多不满意的地方。

3. 中西医学的整体对比陷入无谓之争

由于"病"的概念不同，导致中西医对立，不能同心同气。中医学认识的"病"主要是"症"及包括"症"在内的四诊所见综合推论所得出的诊断的"证"，而现代西医所指的"病"则主要是指建立在检查、检验基础上结合临床所诊断的"病"。由于双方所指的"病"并不一致，所以很多的中西医学论战属于无谓之争，至于由此而引申的中西医学是否科学就更加是无稽之谈了。

4. 医学教育与研究思路偏差

由于"病"的定义概念不同，导致医学教育与研究思路偏差。医学教育与科学研究的最终目标是"能治病，治好病"，为人类健康服务。如果连"病"的概念都不够清晰，等于缺乏了培育人才与研究的思维基础与土壤。实际上，目前最为百姓认可的"病"仍然是"症"，重大疑难疾病只是所有疾病的一部分，需要手术化疗介入等解决的病种就更少了。由此推论，针对不同的"病"及不同的发"病"概率与人才需求，应该有不同的教育设计与人才产出，才能满足社会的需求。因此，只有理解了"病"的不同含义，教育与人才培养的目标、课程设计与课时分配才有正确的方向和合理的方案。同理，"病"的定义概念不清，此"病"非彼"病"，研究目标错位，则得出的研究结论极有可能是张冠李戴。

5. 中西医学难以和衷共济，争取最佳临床疗效

由于"病"的定义概念不同，中西医学难以和衷共济，争取最佳临床疗效。无论是从"症"和"证"，还是从"病"的角度认识疾病，目标都是相同的，就是要消除病证，恢复生理与心理健康。因此，把治病、对症、辨证三者有机结合，选择最佳方案，争取最佳疗效，才是中国医学创新与发展的方向！

6. 难以有效整合资源，形成中国医学品牌

由于"病"的定义概念不同，难以有效整合资源，形成中国医学品牌。实际上，无论从病、症、证的哪个角度认识疾病，都有科学性与根据，但也都有一定的局限性。采用还原医学的办法对待复杂的疾病谱与生命科学，显然远远不够。中医学也有明显的诊疗缺陷与不足，难以被西医学和社会公认。如果能够正确认识"病"的定义应该包括病、症、证，则既能得到社会与专业认可，又可兼顾传承与发展，成就中国医学品牌。

四、再论"病"之定义概念，探索医学创新发展之路

综上所述，无论是从症、证，还是"病"的角度认识疾病和防治疾病，为人类健康服务，都有一定的科学性和局限性，那么，我们就应该从源头上思考医学发展，尤其是中国医学发展与创新的问题。现实当中，中国医学现状在世界医学领域中最为独特，不但西医学与中医学并存，而且在国家层面提出中国医学必须中西医并重并提倡中西医结合。而现实的中国社会到处都可以看到中

西医已经并存与应用，成为世界医学领域一道独特的风景线。

中西医学之争由来已久，但实际争鸣至今仍了无完期。应该肯定的是，中医学、西医学都有它的科学性，各有所长。中医学有三千多年的历史，姑且不论它过去发挥了什么样的作用，但有一个铁的事实，即在世界上诸多传统医学纷纷凋零之时，中医学却一枝独秀，不但流传下来，而且至今仍然得到中国乃至世界众多患者的选择。可以肯定，中医学的疗效能得到社会和患者的公认，那么其科学性也不容置疑。只不过目前的科学技术还没达到揭开中医学神秘面纱的水平而已。从另一方面来说，西医学的科学性也是肯定的，西医学传入中国只有短短的一百多年，却"攻城略地"，迅速得到社会和广大患者的认可，成为主流医学，并且与卫生防疫等形成系统、全面的医学体系。目前世界的主流医学仍然是现代西医一家独大，现代西医的科学原理、对医学发展和人类健康的贡献也是有目共睹。但是，无论中医学还是现代西医，都是有限的科学。首先，医学科学是有限的生命科学。中西医学都各有所长，也各有所短！迄今为止，大家都把百岁生命作为生存的祈求，由此足见医学科学的局限性！而中医学和西医学都属于医学科学，又如何能超越得了整个医学科学与生命科学的极限？

由此可见，在现有对疾病的认知与科学水平基础上，集中前人的智慧，把对症、辨证与识病融为一体，以最佳疗效为目标，可能是迄今为止能够为人类健康提供服务的最佳选择。只有这样，中西医学和社会百姓就能站在同一起跑线上，拥有共同的目标和理想。中西医学并非有你无我，或者是非你即我的对立关系。医学的领域无限宽广，人类对健康的需求永无满足，各种医学尽可大胆开拓，创新发展，带来的必定是社会与广大民众的广泛认同与支持！

陈志强. 再论"病"之定义 探索医学之源 [J]. 中国中西医结合杂志，2017，37（12）：1420-1422.

"症病同治"的诊疗策略探讨

摘要：本文以中医定义的"病"（症）和西医所诊断的"病"的概念为基础，阐述了"症病同治"的内涵、诊疗策略、意义及展望。本文指出以最佳疗效为目标，把识病对症（辨证）、治疗保健融为一体，优势互补的模式有利于为人类健康提供更优质的医疗保健服务。

关键词：症　病　诊疗策略

每一次医学的进步都是对人类健康的保障、提升和发展。不过前提是：医学是以患者为中心，以保障和提高人们的健康状态、临床疗效为目标。由于中医学和西医学所认识的病不同，治疗的目的也不同。所以，从整体而言，中医学和西医学都只是治疗了部分的"病"，都是有限的科学。问题是如何扬长避短，使二者的优势都能得到充分的发挥？本文就此专题探讨如下。

一、病的概念

人类伊始，认识疾病主要是从"症"（征）等可以感觉的痛苦或不适，或者是看得见的异常病征开始。如以症状为主命名的腹痛、咳嗽、水肿……及以病征为主命名的红丝疗、大头瘟、脱疽等。并且这种认识疾病的方法时至今日仍然为大众认可。所以，以"症"（征）为"病"是社会共识，也是中医诊断为"病"的主要依据。

简而言之，中医所治疗的"病"主要是"症"（病证或病征）。消除或改善"症"是中医治疗的主要目的，使用的方法是对症下药和辨证论治。其中，对症下药主要依靠经验积累和临床实践，历史上中医学由此而产生和积累了丰富的经验，包括很多一招灵或验方。辨证论治是中医能治"病"的重要手段，也是中医学诞生三千多年来至今能够屹立于世界医学之林的根本。中医治"病"的这些方法尽管用目前的科学手段还不能解释清楚是什么科学原理，但是确实有效，确实能消除或减轻"病"（症）。

一百多年前，以还原科学为基本原理的西医学逐步形成以后，以全新的方式认识疾病，以病原解剖、病理生理为基础，以检验检查或特定的临床表现和病史为主要依据诊断"病"。例如诊断为结核、肿瘤、糖尿病、高血压等，规范的疾病诊断还包括病位、病性病因、程度与范围及功能变化等内容。治"病"的目的主要在于清除病灶、消除或控制病因。

由此可见，中医和西医所诊断的和所治疗的"病"根本不同。病的概念应该包括以"症"（征）为主要依据的中医定义的"病"及西医以检验检查为主要依据所诊断的"病"。

二、证的概念与辨证论治

证是中医对"病"（症）发展过程中某一阶段的病机概括，主要通过望、闻、问、切四诊结合中医理论进行推断、分析所得。但是，证可以是病机，也可以是体质。中医学的辨证，一为治"病"（症），二为保健。所以，"证"不属于病，也难以成为疗效标准。

中国医学史上，中医关于证的推论出现在前，西医诊断的病的方法建立在后。现实当中，中医的"病"（症）不等于西医的"病"。所以，中医的"证"和西医诊断的"病"没有必然的逻辑联系！"证"和西医诊断的"病"的关系是隔二或隔三的关系。如果确实需要将中医的"证"和西医诊断的"病"联系起来，要么必须从"症"（征）入手，要么只能从体质分析。

辨证论治的关键是辨证和论治。根据辨证的结果选择论治的方法。论治的方法可以选择药物或外治、手术或针灸甚至饮食、锻炼等，不一而足，适而可用，并非拘泥于内服方药。

三、"症病同治"的必要性

1. 如果医学必须以患者为中心，以治病或保健为最高目标。病的概念包括中医定义的以患者异常不适或痛苦为特征的"病"（症）和西医诊断的主要经过检验、检查确诊的"病"。那么，无论从中医或西医的角度认识疾病和防治疾病，目前的中西医学都有各自的科学性和局限性，各有短长，难以单独达到最佳的诊疗结局。

2. 回顾历史，展望未来，可以预见中医西医都将往前发展，为人类健康作出更大的贡献。但是由于生命科学的复杂性、中西医学体系设计源头上的科学局限性，可以预见其亦难以单独达到人类更高的诊疗和保健需求。

3. 随着社会发展和生活水平的提高，人们对健康的需求越来越成为社会的时尚。医学发展的方向，已经从单纯的生物医学模式（治病为目标）向以生物、社会、心理一体化的整体医学模式（健康为目标）转变。医学的发展必须适应新时代社会发展的需要。

有鉴于此，基于前述对"病"的概念探讨及医学必须为人类健康提供最佳服务的重新认识，就有必要对"症病同治"的诊疗策略进行深入探讨，从源头上思考中国医学发展与创新的问题。

四、"症病同治"的诊疗策略

"症病同治"的诊疗策略，就是同时应用中医和西医两个医学体系，为同一个患者治病保健，以其达到比单独应用中医或者单独应用西医更好的治疗效果。需要特别指明的是，这里的"症病同治"所指的"症"是中医定义的"病"的简称，"病"是指西医诊断的"病"。

1. 既要懂得"病""症"相应，又要知道"症""病"分离的临床实际，才能理解实施"症病同治"诊疗策略的价值

一般的理论学习，习惯于"病""症"相应。例如支气管炎的特征是咳嗽，尿路感染的特征是尿频、尿急、尿痛等。但是，实际临床"症""病"分离的现象更为多见。原因在于单"病"种体质好的患者只占一部分，而实际上很多患者是多种疾"病"并存。由于患者年龄、性别、体质不一，"病""症"的表现也各异。而且由于"病"的性质和分类、分期不同，"症"的表现和规律也各异。临床常见的现象更多的是同"病"异"症"、同"症"异"病"，或者是多"病"少"症"、多"症"少"病"，甚至是有"病"无"症"！

同"病"异"症"者，如尿石症患者可以表现为腰痛（肾绞痛），也可以表现为无痛血尿和尿频、尿急、尿痛甚至发热，根据中医学定义"病"的原则，可以分别诊断为腰痛、血证和淋证等；同"症"异"病"者，如咳嗽可以是支气管炎，也可以是肺结核或者是肺癌导致；多"病"少"症"或多"症"少"病"更为多见，更年期综合征、尿道综合征等各类综合征属于多"症"少"病"，而偶有不适前往检查可能发现很多疾病。体检时发现肝癌、乳腺癌、前列腺癌等往往是有"病"无"症"！

上述临床实际说明，单纯应用中医定义的"病"（症）或者单纯应用西医诊断的"病"指导临床诊疗，都难以能够真正实现以患者为中心的目的，必须"症病同治"！

2. 治病救人，必须以"病"字当头，诊断在前，决策先行，为同行公认和社会公认奠定基础

（1）"病"字当头是治病救人的现实需要。如咳嗽、腹痛、水肿、癥瘕、关格等"病"（症），需要深入分析病因，治病求本。传统中医学的对症辨证，不能取代现代西医的诊断指引，否则可能误诊、误治，酿成不可挽回的严重后果。

（2）"病"字当头是依法行医的需要。医疗事故的鉴定，必须以"病"的诊断为依据，判定是否存在诊疗失误。

（3）"病"字当头是医保、公费医疗等国家公共政策的硬性要求，否则没有"病"的诊断，就不能指导治疗，难以行医。

（4）"病"字当头是中医药走向世界的需要。目前以"病"为公认的诊断疗效标准，"症"是次要因素，"证"不为国际同行公认。所以，以"病"为突破口，展示疗效，是中医药走向世界的需要。

（5）"病"字当头是社会发展的需要。随着百姓健康水平的提高，对美好生活的追求，人民更加关注医药卫生保健知识；而且新时代对"病"的认识不断更新，对医务人员的医疗保健水平提出更高要求，否则不能满足百姓和社会的需要。

3. "症"（征）是人类对疾病的最基本的认识。以患者为中心、以疗效为目标体现在解决患者当下最需要解除的痛苦与不适（症）

"症"是人体复杂生物系统对身体异常或损害的特有表达。"症"可以是单一病种的特定表现，也可以是多种疾病的系统直观表述。

"症"也是"病"。"症"比西医诊断的"病"更多。"症"的消除或改善最为容易，也最为难缠。临床疑难问题往往是发热、腰痛、头痛、疲劳等既简单又令人困扰的问题。究其深层原因，还在于以还原科学为基础的西医学的科学局限性所导致。因为人体是个复杂的生物系统，内部有十分复杂的生物联系。简而言之，人非机器。

治"症"最能体现中医优势与特色。无论是解除患者痛苦，还是顺应百姓健康需求，传承中医优势，都不能忽略百姓和传统中医学都认可的"病"（症）。

临床所见，很多情况下以西医对"病"的方法诊疗效果有限，但是采用中医对症辨证的方法，却往往能收到意想不到的疗效。关键在于中医对"病"的定义不同，诊疗决策不同，方法不同。

如西医诊断的"病"——良性前列腺增生，由于可以表现为不同的主要病"症"，中医诊断的"病"可能为癃闭、淋或血证等。同理，胃炎在中医诊断的"病"可能为胃脘痛、痞证或呃逆等；脑梗死在中医诊断的"病"可能为眩晕、头痛、失语或中风等。消除或减轻主要病"症",是临床疗效的主要体现之一。治病救人,也需要通过消除或减轻临床症状体现,而并非单纯依靠检验、检查体现。

4."病"的性质和分类分期不同,中医西医治疗的方法与目标不同,必须"症病同治",优势互补

如胰腺炎,病变属于炎症水肿、化脓或者已经形成假性囊肿;前列腺癌属于早期还是晚期,晚期属于激素敏感型还是去势抵抗型,整体诊疗策略和中医论治会有很大的不同。再如尿石症,是尿道结石、膀胱结石、输尿管结石,还是肾结石,还有结石大小、是否梗阻、是否合并感染或者影响肾功能等,在不同的病变和分类分期,中医、西医各有长短,必须"症病同治",优势互补,才能取得最佳疗效。

即使需要手术治疗的病例,手术治"病",消除病灶,并不等于身心康复。围手术期的很多常见病"症",包括焦虑失眠、腹胀腹痛、疼痛或不适、大小便问题及疲劳综合征等,大量事实证明中医药的应用能够加速康复,提高整体疗效。

综上所述,笔者认为实施"症病同治"的诊疗策略,从理论到实践真正做到中西医学的优势互补,以最佳疗效为目标,把识病对症(辨证)、治疗保健融为一体,可能是中国医学能够为人类健康提供服务的最佳选择。

陈志强."症病同治"的诊疗策略探讨[J].中国中西医结合杂志,2019,39(6):658-660.

以症为效 对中医临床疗效评价的再思考

摘要:基于中医和西医是两个完全不同的医学体系,"以症为病"是中医识病之源,"以症(证)为治"是中医最具特色治疗方法的客观事实,提出守正中医也应"以症为效"。开展"以症为效"的中医临床疗效评价研究,将为传承、创新、发展中医,开展中西医结合,以及构建以健康为目标的临床疗效评价体系提供新的思路与启迪。

关键词:症 病 中医 疗效评价

发展中医、开展中西医结合，是当代中国医学发展的大命题，而守正创新则是大方向。但是，如何守正？如何创新？又如何发展？尤其是面对具有结局导引作用的中医临床疗效评价这一关键问题，至今缺乏行之有效的对策，直接影响中医与中西医结合的深入研究。本文主要从临床角度，提出对中医临床疗效评价的再思考，供守正中医与开展中西医结合学术研讨。

一、提出"以症为效"作为中医临床疗效评价标准的背景

中医和西医是两个不同的医学体系，根源在于两个医学体系对生命观、健康观与疾病观的认识与逻辑思维不同，体现在临床上的标志性区别就在于对"病"的认识与命名不同。中医将主要病症和病征（即"症"）作为疾病看待并以此命名，如咳嗽、太阳病、瘿瘤等。所以，症也是"病"。中医学的临床特点主要是以症为病（"症"包括病证、病征）、以症（证）为治、以症为效；而西医学的临床特点主要是查验定病、以病为治、以病为效。所以，临床实际需要面对的是两个"病"——中医学定义的"病"（症）和西医学诊断的"病"，即"症病同存"。

面对"症病同存"的临床现实，需要"症病同治"的诊疗对策，才能达到"症病同除"的治疗目的，才能做到以患者为中心，以健康为目标。因此，完整的临床疗效评价标准应该是"症病同评"。而目前应用的临床疗效评价主要是以现代西医为主的"以病为效"的疗效评价标准，并不适用于中医临床疗效评价。因此，开展"以症为效"的中医临床疗效评价标准研究显得十分必要。

二、提出"以症为效"作为中医临床疗效评价标准的理由

（一）"以症为病"是中医识病之源

1. 中医"以症为病"的根源来自其独特的健康观

"以症为病"是中医临床的主要诊断依据。以《黄帝内经》为代表的中医经典理论，注重天人合一、道法自然的基本理念，涵盖和谐健康观、治疗观、人与外界适应能力观及和谐社会观，包括人体脏腑、气血、经络和调，形神相和，阴平阳秘的整体观和辨证论治理论，是体现中医学"以症为病"健康观的

理论基础。如《灵枢·口问》所载："夫百病之始生也，皆生于风雨寒暑，阴阳喜怒，饮食居处，大惊卒恐，则血气分离，阴阳破败，经络厥绝，脉道不通，阴阳相逆，卫气稽留，经脉虚空，血气不次，乃失其常。"中医学从繁杂的自然现象中，探求造成这种"病"症根源与规律。在传统中医学中，症（病症、病征）就是"病"的标志性表象。治"病"的方法既可以对症下药，也可以辨证（症）论治。因为相同的"病"在不同的人身上，会有不同的内在规律；而不同的"病"在同一个人身上，也可能表现为相同的发病机制。医者从诸多的症状、证候之中，通过四诊归纳总结，以中医理论为依据，判断出现这种"病"（症）的原因和内在规律是什么（证），就能从根源上治疗这种"病"（症），即辨证（症）论治。

从表面上看，传统中医学由于受到古代技术水平的限制，诊治病证主要依靠医生经验，因而以为中医学仅仅是"经验医学"。而实际上，中医通过望、闻、问、切，以症为病，以症（证）为治，分析病因病机，采取对症下药和辨证（症）论治的方法诊治疾病，蕴含着中华文化与传统中医的大智慧；是中医学依据天人合一、道法自然的核心理念，通过由表及里、取类比象及整体思考的办法，来认识健康与疾病及防病治病的具体体现，是中医学以其独特的世界观和健康观在生命科学领域的实践与探索，而并非只是简单的"经验医学"。

2. 中医学"以症为病"具有强大的生命力

"症"（病证、病征）是患者对疾病的初步认识和直观感受，是就医的主要诉求，也是医者最易得到的病情资料。因此，"以症为病"一直为患者认可。"以症为病"也是传统中医学最为公认的识病方法。纵观古今，从最早的《五十二病方》《黄帝内经》等，到汉唐时代的《伤寒杂病论》《备急千金要方》，再到明清时代的《景岳全书》《临证指南医案》等，乃至当代中医院校使用的教材，大部分是"以症为病"，如咳嗽、腰痛、淋证等。"以症为病"除了以患者主观感受到的不适症状或观察到的异常症状（征）为根据命名以外，中医对病证的定义还有另外的综合认识或表达，如《伤寒论》提出的太阳病、少阳病、百合病等，分析其中表述的内容，如"太阳之为病，脉浮，头项强痛而恶寒""少阴之为病，脉微细，但欲寐也"等，本质上仍然还是"以症为病"。

尽管中医对"病"的命名有多种方法，但是，历代中医学者对以症为"病"的观点基本一致，并以此为基本概念，在病名与病情、病因、病机等方面逐渐深化，逐步完善中医病名系统，形成独特的防病治病论治体系。中医学的这种理念与理论体系并未因为年代久远而退化，也不会因现代西医的传入和盛行而改变。历史事实证明，中医学"以症为病"具有强大的生命力。

（二）"以症（证）为治"是最具特色与优势的中医治疗方法

中医治"病"就是治"症"（病证、病征）。其方法主要包括对症下药与辨证（症）论治。对症下药是世界上所有传统医药（包括中医药）的诊疗特征，包括验方、外治手法、一招灵等，以此来消除或改善"病"症，其中以中医药经验最为丰富。辨证（症）论治实际上包括辨证论治与辨症论治。这主要是传统中医对"症"与"证"的文字表述区分并不严格，但从临床实际对"证"与"症"的论治仍有区别。辨证论治主要依据病机分析，得出表里、寒热、虚实或者湿热、肾虚、肝郁脾虚等证候再立法处方治疗，如气血两虚用八珍汤、肝郁脾虚用逍遥散等。辨症论治则主要依据"病"症特征立法治疗。如《伤寒论》"心下痞满"，若按之痛，按"结胸证"用陷胸汤治疗；若按之不痛，则按"痞证"用三泻心汤治疗。又如少阳病证"少阳之为病，口苦，咽干，目眩也"，用小柴胡汤治疗。但是后文又提出"伤寒中风，有柴胡证，但见一证便是，不必悉具"，就是辨证（症）论治的实例。《伤寒论》提出的论治方法经过长期大量的临床实践，证明只要辨证（症）准确都会有较好的临床疗效。后世历代名医都推崇培养中医人才要熟读经典，熟练运用经方，关键在于提示只要识症辨证，把握中医学有关症（病）、理、法、治（内服、外治）的关键知识就能识病治病，而且历代中医名医医案几乎都以辨证（症）论治为主要亮点。因此可以证明，"以症（证）为治"是中医最具特色与优势的治疗方法。

（三）"以症为效"是中医临床疗效评价的主要标准

1. 消除或减轻"病"症是判断疗效的主要依据

中医以消除或减轻"病"症为疗效标准能够被患者与社会认可。即使是现代社会，患者因感觉痛苦不适或异常"病"症就诊，中医"以症为病"，针对腰痛、眩晕、咳嗽等各种"病"症，采用内服、外治针灸、手法等治疗手段，可以使症状得到有效消除或减轻，"以症为效"经历了数千年的临床实践与检验。

2.“以症为效”才能真正承接“以症为病”的中医临床特点

相对于现代西医作为精准科学在医学领域的典型代表而言，中医学就是复杂科学或模糊科学在医学领域的佼佼者。中医学“以症为病，以症（证）为治”，有数千年的历史，其原理与法则从古至今一直沿用，未曾动摇。守正中医，“以症为效”，以此为起点开展中医临床疗效评价研究，将使得中医学“以症为病”的理论基础及“以症（证）为治”的特色优势能够得到客观评价并加以发扬。

3.现行的临床疗效评价标准并不完全适用于中医临床疗效评价

中医和西医是两个不同的医学体系。由于中医与西医对“病”的定义不同，因此，各自对临床疗效的评价标准也肯定不会相同。西医认为“症”只是“病”的诊断依据之一，认为“症”不是“病”，即使经过治疗，消除或减轻了这些“病”症，也不能成为是否有效的主要依据。就像诊断“病”一样，西医认为检验检查结果才是治“病”是否有效的主要标准。因此，按照目前以西医理论体系为基础的临床疗效评价标准不能完全适用于中医临床疗效评价。

现代西医提出的生活质量评分与“以症为效”有类似之处，但是由于西医和中医从根源上对医学与健康的认识不同，对“病”的定义不同，因此，生活质量评分也只能作为“以症为效”之中可以参考的部分，而难以取代“以症为效”的中医临床疗效评价。

三、思考与展望

综上所述，“以症为效”的中医临床疗效评价主要是基于中医以症为病、以症（证）为治的临床实际而提出的学术探讨。就像中医临床“以症为病”一样，“以症为效”也不能涵盖所有的中医学内容。但是，中医临床疗效评价确实有很多内容和问题值得深入研究，以症为病、以症（证）为治、以症（证）为效应当是守正、传承中医的原点，也应是中西医结合与创新发展中国特色医学的新起点。

“以症为效”作为中医临床疗效评价研究，首先要客观面对中医学的优势与不足，就像正视现代西医也有长短一样，需要基于医学发展历史与临床实际的角度进行思考。其次，中医学“以症为病”的“症”包括所有的病证、病征等，远非现行公布的各种生活质量评分内容所能涵盖。此外，中医临床疗效评价研究涉及的范围与内容十分丰富，包括理论研究、临床研究、标准研究等，并非可以在此粗略而论。但是可以展望，随着以健康为目标的医学发展，现代医学的临床疗效评价体系包括现代西医临床疗效评价、中医临床疗效评价及社会学评价等内容，将会更加丰富与完整。通过开展"以症为效"的中医临床疗效评价研究，可以为发展中医与开展中西医结合提供新的思路与启迪。

陈志强，蒋志，肖英超，等. 以症为效 对中医临床疗效评价的再思考［N］. 中医药通报，2023，22（7）：18-20.

整体辨证、局部辨证与微观辨证
——对现代中医辨证论治体系的思考

摘要：从历史与现实的角度出发，对中医辨证这一关键理论基础提出思考，认为现代中医辨证论治体系应包括整体辨证、局部辨证与微观辨证，三者既相对独立，又相辅相成。

关键词：整体辨证 局部辨证 微观辨证 现代中医 辨证论治体系

"证"是中医对疾病发展过程中某一阶段的病理概括，包括病因、病位、病性、邪正关系等。整体观念和辨证论治是中医临床的两个特征，辨证论治是中医学诊治疾病的方法，是取得临床疗效的关键，是中医学的核心理论体系。《伤寒论》奠定了辨证论治基础，两千多年来，随着中医学理论体系的创新，辨证论治体系不断发展、充实和完善。时至今日，随着中医事业的蓬勃发展，现代中医不断利用文明进步成果充实自己，原有以整体辨证为主结合局部辨证的传统中医辨证论治体系已难以适应时代的需要，很多学者提出必须对中医的辨证理论体系进行进一步的充实和发展。因此，本文提出对中医辨证论治体系重新思考，以更好地促进中医基础理论研究的新发展。

一、辨证论治的基础——整体辨证

中医临床的主要特点是整体观念和辨证论治，整体辨证是二者的结合。整体辨证旨在通过综合分析望、闻、问、切四诊获取的资料，对疾病某一阶段的本质做出判断。病因辨证、气血津液辨证、脏腑辨证、经络辨证、六经辨证等，都是基于整体辨证基础上的辨证方法，贯彻了司外揣内的中医诊断基本原理，反映了人的整体状态，在临床上得到广泛应用。如"十问歌"，通过对全身症状、饮食、睡眠、二便、病因、服药药效、专科常见症状等的详细询问，对人体的整体进行辨证，体现了通过全面问诊来判断人体状态的整体辨证思想。"异病同治"与"同病异治"的治疗原则也是建立在整体辨证基础上的典型例子。

天人相应是中医学观点之一。根据季节、地区，以及人体的体质、性别、年龄等不同而进行辨证论治，即因时、因地、因人制宜，强调治病时必须看到人的整体和不同人的特点，以及自然环境对人体的影响，体现了中医整体观念和辨证论治思想在整体辨证应用上的原则性和灵活性。大量事实与历史已经证明，整体辨证是中医辨证论治的基础，在整体辨证论治的指导下才能取得良好的疗效，相反，离开了整体辨证就很难收到效果，甚至会导致虚虚实实、药病相左的结局。至于不按中医理论指导而使用植物药物治病，属于对症下药，不属本文讨论范围。

二、辨证论治的重要组成部分与专科特色辨证——局部辨证

局部辨证就是围绕病变部位进行辨证的方法。当局部病变表现突出或全身症状不典型时，通过局部辨证而判断病变的病因、病机、性质。局部辨证的重要性在外科等专科领域表现得尤其突出。

局部辨证必须在整体辨证基础上灵活运用，才能抓住疾病的本质，抓住动态变化中的相对静止表现，指导临床施治。如外科疮疡全身症状不明显时，结合局部疮疡皮温灼热、颜色红活焮赤、肿形高起等，局部辨证其属热、属阳应用清热解毒之法；若局部疮疡皮温不热或微热、颜色紫暗或皮色不变、肿形平塌下陷、坚硬如实或柔软如绵等，局部辨证其属阴、属虚宜用温补之法。再如咽喉肿痛辨证，除了整体辨证以外，根据局部咽喉肿痛是剧痛还是隐痛、咽喉颜色是鲜红还是淡红来辨别是实证还是虚证，是耳鼻喉科医师常用的辨证方法。离开局部辨证而进行施治，难以收到好的治疗效果，同样已为大量事实所证明。

三、现代中医辨证论治体系的特征——微观辨证

整体辨证和局部辨证在不同层次上体现了各自的优势，两者互相补充，相辅相成，构成了传统中医辨证论治体系，凸显出中医药的疗效与优势。但是，随着现代科学技术的发展，越来越多的现代诊疗技术正在被现代中医所采用，而事实也证明，这些新技术、新手段的应用大大拓宽了传统中医辨证的视野，提高了现代中医的诊治水平。这种利用现代医学检验成果融入现代中医辨证论治体系的辨证方法即微观辨证。所谓微观辨证，就是将建立在生物学、解剖学、微生物学，尤其是生物化学、影像学等学科基础上的现代医学的实验室、影像等检验指标纳入中医辨证论治体系中，运用现代医学科技将传统辨证体系渗透到细胞、亚细胞乃至分子水平，以阐明疾病证候实质及其传变规律的辨证方法。不少学者对此进行了较深入的研究。相对整体辨证和局部辨证，微观辨证有以下特点：

1. 有利于病证的诊断

微观辨证能够起到"察内知外"，即早期诊断的作用。如消渴（糖尿病）早期，血液生化检查提示血糖升高，患者无明显消渴症状时，整体辨证无法得知，唯有通过微观辨证，根据血液生化检查，才能做到早期诊断，正确论治。同样如部分肝炎患者无自觉症状，但验血却发现肝炎病毒血清学标志阳性及肝功能异常；乳腺癌微灶期，患者无明显症状，整体辨证无法确诊，局部辨证也不能发现肿块，而通过乳腺钼靶检查或 CT 检查可以发现微小病灶，通过病理可进一步确诊。以上这些病证，都可以从微观辨证"见微知著"，做到早期诊断，早期治疗。

微观辨证也可协助确定产生病证的部位。如怀疑肝脾破裂的患者，通过 CT、B 超等现代医学的"望诊"可以明确病位，使治疗做到有的放矢。无痛性血尿患者，无论用传统中医的整体辨证和局部辨证，都难以判断病变部位在肾、膀胱、尿道还是其他部位。但是通过尿液检查、X 线摄片造影或 B 超、CT 等综合分析，多数可以判定病位。

微观辨证还可帮助确定病邪的性质。部分内脏的肿瘤或增生性病变，如肺癌、肝癌、前列腺增生和前列腺癌等，早中期并不一定有明显的临床症状，但这种已有瘀结在内的病变却难以依靠传统的整体辨证和局部辨证做出全面的判断，针对这种潜在的邪实结里的治疗就可能会被一般医师忽略。微观辨证可弥

补中医学的这一不足。

2. 帮助判定邪正盛衰与指导治疗

"大实有羸状。""至虚有盛候。"整体辨证和局部辨证结合微观辨证，则虚实辨证就会更有把握。如患内脏痈肿的患者，除了局部压痛、发热、苔黄、脉数、血常规白细胞升高、B超、CT发现局部病灶等热毒实证表现以外，若检验血红蛋白下降、贫血明显，则提示正气亏虚，辨证为本虚标实，治疗时更要加强支持疗法以扶持正气，使祛邪与扶正并进，才能收到较好的治疗效果。在症状复杂或表现不突出时，微观辨证能协助鉴别诊断，前列腺增生梗阻导致肾积水、肾功能衰竭患者，临床也常伴有尿频、尿急、尿痛、小便不畅等癃闭、淋证的症状。若按中医学肾主水、"诸淋者，肾虚膀胱热故也"等理论，缺乏微观辨证明确病位病因，单用清热利湿、温肾助阳行水等法保守治疗，难以收到良好的疗效。但是如果借助B超、CT、检查肾功能等微观辨证的方法，确诊其根本病因在于前列腺增生梗阻导致肾积水并肾功能衰竭，从而采取手术引流或切除前列腺配合整体辨证论治等手段，则可以达到"治病求本"的目的。以上事实表明，微观辨证不但能弥补整体辨证和局部辨证的不足，而且能避免"无症可辨"和误诊误治。

3. 协助判定病情预后

微观辨证借助现代医学检查手段，可协助判定病情预后。例如前列腺癌患者发生骨转移或发展为去势抵抗型前列腺癌预后较差，通过ECT全身骨扫描、检查血激素及PSA水平、病理学Gleason分级评分可以帮助诊断，从而判定前列腺癌患者的病情发展趋向与预后。

四、结语

整体辨证是辨证论治的基础；局部辨证是辨证论治的重要组成部分，更能体现专科辨证；微观辨证是辨证论治体系的发展，弥补了整体辨证、局部辨证的不足，是现代中医辨证论治体系的特征，体现了现代中医与时俱进的理念。整体辨证、局部辨证与微观辨证构成了现代中医辨证论治体系，三者既相对独立，又相辅相成，不可或缺，临床必须扬长避短，结合应用。

陈志强，吕立国. 整体辨证、局部辨证与微观辨证——对现代中医辨证论治体系的思考 [J]. 中国中西医结合杂志，2006，26（12）：1126-1127.

第二章

中西医学对『病』的认识源流

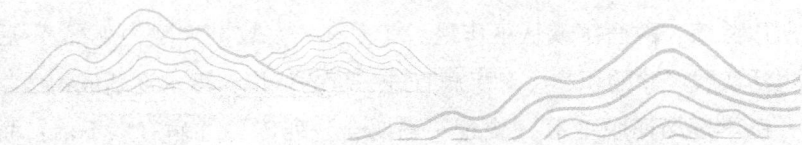

第一节　中医学对"病"的认识源流

一、原始社会时期

根据考古发掘的文物推断，人类最初的疾病主要有龋齿、牙周病等口腔疾病，动物咬伤、击伤、刺伤、骨折等创伤疾病，妇女难产及新生儿夭折也十分常见，食物中毒、胃肠病、皮肤病等也普遍存在。先民已经意识到用火、熟食、穿衣、导引等能有效预防疾病的发生，减少疾病传播等不良影响。如《韩非子·五蠹》曰："上古之世，人民少而禽兽众，人民不胜禽兽、虫蛇，有圣人作，构木为巢以避群害，而民悦之，使王天下，号之曰'有巢氏'。民食果、蓏、蚌、蛤，腥臊恶臭，而伤害腹胃，民多疾病。有圣人作，钻燧取火以化腥臊，而民说之，使王天下，号之曰'燧人氏'。""冬日麑裘，夏日葛衣。"《周易·系辞》："上古穴居而野处，后世圣人易之以宫室，上栋下宇，以待风雨。"《吕氏春秋·古乐篇》："昔陶唐氏之始，阴多滞伏而湛积，水道壅塞，不行其原，民气郁阏而滞著，筋骨瑟缩不达，故作为舞以宣导之。"

在原始社会晚期，先民由于对疾病的不了解，对自然力量的敬畏与恐惧，认为身体各种不适症状的发生是因为天帝神祇降祸或是祖先降疾导致，祷祝成为治疗疾病的方法，需要借助媒介沟通人与鬼神，巫由此产生，扮演了原始医生的角色。如《广雅·释诂》："毉，巫也。"王念孙疏证："医即巫也，巫与医皆所以除疾，故医字或从巫作毉。"《太玄·玄数》："毉为巫祝。"后来随着人类生活实践经验的积累，对疾病有进一步的认识，巫术逐渐成为医学发展的桎梏，医学逐渐摆脱巫术。《史记·扁鹊仓公列传》："病有六不治：骄恣不论于理，一不治也；轻身重财，二不治也；衣食不能适，三不治也；阴阳并，藏气不定，四不治也；形赢不能服药，五不治也；信巫不信医，六不治也。有此一者，则重难治也。"

二、夏至春秋时期

（一）疾，箭伤；疒，倚床之形

甲骨文中就有许多字形能反映人类对疾病的认识。甲骨文中的"疒"有 _{字形}、字形，均从 （人），从 ，象牀（床）形，人字旁或有数点，像人有疾病，倚箸之于牀而有汗滴之形。《说文解字》道："疒，倚也。人有疾病，像倚箸之形。"甲骨文中的"疾"有 与 字形，均从 （大），从 （矢），像矢著人肐下会意，谓其来之疾也，与训病之疾本非一字，惟矢中人即有创病之义，与疾病之义近。《说文解字·疒部》："疾，病也。从疒，矢声。""病，疾加也。从疒，丙声。"

（二）对疾病的命名——部位为主

甲骨文中以人体体表部位（病发部位）来记述疾病是主流，如疾首、疾目、疾耳、疾自（鼻）、疾口、疾舌、疾齿、疾止（趾）、疾 （项）、疾 （膝）等。

甲骨文中也已经开始以症状描述疾病，如腹不安、耳鸣、丧明、下痢、失眠、疥等。

（三）病因的认识——六气致病说

在病因方面，春秋时期秦国良医医和提出阴、阳、风、雨、晦、明"六气致病说"，《左传·昭公元年》："天有六气……曰阴、阳、风、雨、晦、明也。分为四时，序为五节，过则为灾。阴淫寒疾，阳淫热疾，风淫末疾，雨淫腹疾，晦淫惑疾，明淫心疾。""六气致病说"是后世病因学说的萌芽。

（四）四诊——奠定诊法形成的基础

《周礼·天官》中记载了"疾医掌养万民之疾病。……以五味、五谷、五药，养其病；以五气、五声、五色，眡其死生。两之以九窍之变，参之以九脏之动。"说明当时医者已经可以从患者的气味、声音、面色等方面判断预后，反复观察可以了解患者身体九窍与脏腑的变化。《史记·扁鹊仓公列传》记载了扁鹊与淳于意多次的行医过程，如记载扁鹊"越人之为方也，不待切脉望色听声写形，言病之所在"，说明扁鹊能通过切脉、望色、听声等多种方法对患者进行诊断。从"扁鹊过齐望齐侯之色"的记载中，可以看出扁鹊精于望诊，也有"至今天下言脉者，由扁鹊也"的记载，可见扁鹊同时精于脉诊，在当时被公认为是脉学的鼻祖。淳于意在其诊籍记录的 26 例医案中，多记录了患者的姓名、年龄、职业、籍贯、疾病症状等情况，这都是通过问诊所得到的信息。这些都揭示了当时医家已经注意结合多方面的观察来诊断疾病，为诊断学的形成奠定了重要的基础。

（五）治疗——经验治疗

在治疗观方面，先民治疗疾病依靠经验为主，无治疗理论。据历史学家胡厚宣考证，甲骨文中已有当时人们用针刺、灸疗、按摩等方法治疗疾病的形象描述。如甲骨文 𝌆 字像一人身腹有病，一人用手持针刺病之形；甲骨文 𝌆 字，疑一人卧病床上，从木，即像以艾木灸疗之形；𝌆 字与 𝌆 字同，均像一人因病仰卧床上，另一人以手按摩腹部之形。先民也使用药物治疗疾病，如《诗经》记载了 130 多种植物，其中药用植物 50 多种，涉及狂、劳、瘵、痒、噎等数十种病证的名称。另一部先秦著作《山海经》，据考证记载了矿物药 5 种、植物药 28 种、木类药 23 种、兽类药 16 种、鸟类药 25 种、水族药 30 种、其他药物 5 种，一共 132 种药物，记载的药物多数是一药治一病，或一药治数病，或数药治一病。未见两味或两味以上药物配伍，未见药物计量方法，尚未形成"方剂"。药物治疗所涉及的疾病有瘿、痔、漏、痛、疽、肿、痴、热、寒、风等。

三、战国至东汉时期

（一）对病、证的认识

1. 出现"病名"一词及专篇

《黄帝内经》中多处出现"病名"一词，如《素问·疏五过论》："诊之而疑，不知病名。"《素问·方盛衰论》："逆从以得，复知病名。"《黄帝内经》所记述的病名超过一百种。书中有以"病"的形式进行讨论的专篇，如疟论、痹论、痿论、咳论、寒热病、水肿、热病等，详细介绍疾病的病因病机、人体患病后的临床表现、相似疾病的鉴别诊断、治疗法则、预后等。书中记录了 13 个方剂，每一方治疗一种疾病，初具专病专方的特点。

2. 病的命名

（1）以六经命名：张仲景所著的《伤寒杂病论》约在东汉建安十一年成书，书中伤寒部分由西晋王叔和收集、整理、编次为《伤寒论》，主要记录张仲景对外感热病的发生、发展规律的独到见解；书中杂病与妇科病部分由北宋林亿等人整理编成《金匮要略》，主要记录张仲景对于 64 种病证的系统阐述。张仲景在《伤寒杂病论》序中写道："虽未能尽愈诸病，庶可见病知源。"《伤寒论》与《金匮要略》的多数篇目标题都含有"某病脉证并治"或"某病脉证治"一词。《伤寒论》先列总纲，再按六经病（太阳病、阳明病、少阳病、太阴病、少阴病、厥阴病）分类，详细分析脉证。

（2）以证候命名：如《金匮要略·痉湿暍病脉证第二》："太阳病，发热无汗，反恶寒者，名曰刚痉。太阳病，发热汗出，而不恶寒，名曰柔痉。"

（3）以病机命名：如《素问·痹论》篇："黄帝问曰：痹之安生？岐伯对曰：风寒湿三气杂至，合而为痹也。"这里痹指的是气血痹阻，是这一疾病的病机，直接用来代替病名。相类似的还有"痿论"。

（4）以病理命名：痰饮、瘀血为人体的病理产物，有时候直接用来命名疾病，如在《金匮要略·痰饮咳嗽病脉证并治》中，饮病分为痰饮、悬饮、溢饮、支饮四类。

（5）病位＋病因命名：如《金匮要略·五脏风寒积聚病脉证并治第十一》中有肺中风、肺中寒、肝中风、肝中寒。

（6）病位＋病机命名：如《金匮要略·肺痿肺痈咳嗽上气病脉证治第七》中"肺痿""肺痈"的命名："问曰：热在上焦者，因咳为肺痿。肺痿之病何从得之？师曰：或从汗出，或从呕吐，或从消渴，小便利数，或从便难，又被快药下利，重亡津液，故得之。曰：寸口脉数，其人咳，目中反有浊唾涎沫者何？师曰：为肺痿之病。若口中辟辟燥，咳即胸中隐隐痛，脉反滑数，此为肺痈，咳唾脓血。脉数虚者为肺痿，数实者为肺痈。"痿有痿软之意，痈有壅塞不通之意。

（二）病因——邪气说、三因说

《黄帝内经》最先明确提出了邪气致病的理论，认为自然界中的风、寒、暑、湿、燥、火等邪气均可使人患病。《素问·至真要大论》云："夫百病之生也，皆生于风寒暑湿燥火，以之化之变也。"《灵枢·百病始生》云："黄帝问于岐伯曰：夫百病之始生也，皆于风雨寒暑，清湿喜怒，喜怒不节则伤脏，风雨则伤上，清湿则伤下。三部之气所伤异类，愿闻其会。岐伯曰：三部之气各不同，或起于阴，或起于阳，请言其方。喜怒不节则伤脏，脏伤则病起于阴也；清湿袭虚，则病起于下；风雨袭虚，则病起于上，是谓三部。至于其淫泆，不可胜数。"指出风、雨、寒、暑、清湿是导致疾病发生的外在因素，喜怒是导致疾病发生的内在因素。《素问·举痛论》云："余知百病生于气也，怒则气上，喜则气缓，悲则气消，恐则气下，寒则气收，炅则气泄，惊则气乱，劳则气耗，思则气结。"强调过激的情志变化也会导致疾病的发生。

《金匮要略》最早提出"三因致病说"："千般疢难，不越三条：一者，经络受邪入脏腑，为内所因也；二者，四肢九窍，血脉相传，壅塞不通，为外皮肤所中也；三者，房室、金刃、虫兽所伤。以此详之，病由都尽。""三因致病说"为南朝陈言提出"三因学说"奠定基础，实际上，张仲景的"三因"不完全指病因，也包含气血、经络等病机变化。

（三）病机的认识

人体阴阳的盛衰、气血的虚实、脏腑经络的异常变化等均可致病。《素问·至真要大论》中阐述了"病机十九条"："诸风掉眩，皆属于肝。诸寒收引，皆属于肾。诸气膹郁，皆属于肺。诸湿肿满，皆属于脾。……诸痛痒疮，皆属于心。"主要从脏腑失调来阐述疾病的病机。

《素问·阴阳应象大论》则从阴阳的变化失调来阐述疾病："阴胜则阳病，阳胜则阴病，阳胜则热，阴盛则寒。重寒则热，重热则寒。"

（四）四诊成为中医诊法的基本框架

《黄帝内经》已经开始有区分四诊的趋势，《灵枢·邪气脏腑病形》曰："见其色，知其病，命曰明；按其脉，知其病，命曰神；问其病，知其处，命曰工。"对于望诊、切诊、问诊三诊已经有了较为明确的分工。

1.《难经》首次明确区分四诊

《难经》首次明确地区分了望、闻、问、切四诊。《难经·六十一难》曰："经言望而知之谓之神，闻而知之谓之圣，问而知之谓之工，切脉而知之谓之巧，何谓也？然：望而知之者，望见其五色，以知其病。闻而知之者，闻其五音，以别其病。问而知之者，问其所欲五味，以知其病所起所在也。切脉而知之者，诊其寸口，视其虚实，以知其病，病在何脏腑也。"并以望、闻、问、切为序，确立望诊、闻诊、问诊、切诊在四诊中的位置，形成了中医诊法为四诊的基本框架，并一直沿用至今。

2. 张仲景首创"舌胎"一词

张仲景首创"舌胎"的说法。他观察到舌头表面覆盖着一层物质，他把这层物质称为"舌胎"。如《伤寒论·辨阳明病脉证并治》曰："阳明病，脉浮紧，……舌上胎者，栀子豉汤主之。"张仲景的描述与《黄帝内经》中"舌上黄"的描述有明显差异，将"舌胎"从舌体概念中分出。张仲景还在《伤寒论》中还描述了舌上胎滑、舌青、舌萎黄、舌本燥等内容，丰富了舌诊理论。

3. 四诊诊法框架基本形成

（1）望诊：《黄帝内经》中记录了丰富的望诊内容，分散于各篇。如望神，神是机体脏腑、组织功能活动和精神意识情志活动的综合表现，望神在诊断疾病、判断预后、指导治疗中具有重要意义。《素问·移精变气论》曰："得神者昌，失神者亡。"通过望目来诊察神气的盛衰，如《灵枢·大惑论》曰："五脏六腑之精气，皆上注于目而为之精。……目者，心之使也。心者，神之舍也，故神精乱而不转。"《黄帝内经》对于望诊论述最多的是望色，称"色诊"或"五色诊"，与"脉"相对应。色诊以望面色为主，《灵枢·邪气脏腑病形》认为"十二经脉，三百六十五络，其血气皆上于面而走空窍"。观察面色的变化可以了解脏腑精气的盛衰，如《灵枢·本脏》所云："视其外应，以知其内藏，则知所病矣。"《素问·解精微论》曰："心者，五脏之专精也，……华色者其荣也。"《黄帝内经》提出五色主病理论。五色主病，即根据青、赤、白、黄、黑五色与五脏六腑、五官及病邪性质的对应关系诊断疾病。如《灵枢·五色》提出："沉浊为内，浮泽为外。黄赤为风，青黑为痛，白为寒，黄而膏润为脓，赤甚者为血痛，甚为挛，寒甚为皮不仁。五色各见其部，察其浮沉，以知浅深；察其泽夭，以观成败；察其散抟，以知远近；视色上下，以知病处。"

望形体也是望诊的重要内容，《黄帝内经》对望形体也有许多记载，如《素问·经脉别论》曰："诊病之道，观人勇怯骨肉皮肤，能知其情，以为诊法也。"又如《素问·玉机真脏论》认为"大骨枯槁，大肉陷下，胸中气满，喘息不便，其气动形，期六月死"，这是通过观察形体肌肉的变化判断患者的预后。

关于望舌，长沙马王堆汉墓中出土帛书《足臂十一脉灸经》中就有"足少阴……舌本"的相关描述。《黄帝内经》是最早记录舌诊的医籍，记录望舌的内容很多，如心气通于舌、舌本强、舌卷、舌萎、舌纵等，关于舌的描述基本与舌态相关。如《灵枢·脉度》曰："心气通于舌，心和则舌能知五味矣。"《灵枢·经脉》："脾足太阴之脉……是动则病舌本强，食则呕，胃脘痛，腹胀善噫……"《灵枢·终始》："厥阴终者，中热嗌干，喜溺心烦，甚则舌卷卵上缩而终矣。"《黄帝内经》中尚未出现明确的"舌苔"的概念，但《素问·刺热》有言："肺热病者，先淅然厥，起毫毛，恶风寒，舌上黄身热。"这说明当时医家已经观察到肺热病时舌上面会发黄，与"舌苔黄"意义相同，但并没有脱离舌本身。

舌下络脉诊法也起源于《黄帝内经》，《灵枢·卫气》曰："足少阴之本，在内踝下上三寸中，标在背输与舌下两脉也。"《灵枢·癫狂》曰："狂始发，……治之取……舌下少阴，视之盛者，皆取之，不盛，释之也。"这段话说明在当时的医家通过观察舌下络脉是否充盈，决定是否需要针刺以治疗疾病。

（2）闻诊：包括听声音与嗅气味。《黄帝内经》中记录了许多闻诊的内容，如《素问·阴阳应象大论》曰："善诊者，察色按脉，先别阴阳；审清浊而知部分；视喘息，听音声而知所苦。"指出通过听患者声音的变异，可以推知病变的所在。《素问·阴阳应象大论》认为"肝在声为呼""心在声为笑""脾在声为歌""肺在声为哭""肾在声为呻"，指明了五声与五脏的对应关系。《素问·脉要精微论》曰："五脏者，中之守也。中盛脏满，气胜伤恐者，声如从室中言，是中气之湿也；言而微，终日乃复言者，此夺气也；衣被不敛，言语善恶不避亲疏者，此神明之乱也。"说明当时医者已通过听声音来判断疾病过程中邪正盛衰的状态，从而指导疾病的治疗。

《难经》明确提出闻诊的内容只限于听声音。《难经·六十一难》所载："闻而知之者，闻其五音，以别其病。"《难经》还提到了部分病理性声音，如谵语妄语、喘息、肠鸣等。如《难经·十七难》曰："病若谵言妄语，身当有热，脉当洪大，而反手足厥逆，脉沉细而微者，死也。"此外，《难经》还记录了有关通过嗅闻气味诊断疾病的内容，但未将嗅诊纳入闻诊的范围内。《难经·十三难》曰："五脏各有声、色、臭、味，当与寸口、尺内相应，其不应者病也。"说明五脏与气味的对应关系。又如《难经·四十九难》曰："何以知伤暑得之？然：当恶焦臭。何以言之？心主臭，自入为焦臭，入脾为香臭，入肝为臊臭，入肾为腐臭，入肺为腥臭。故知心病伤暑得之，当恶焦臭，其病身热而烦，心痛。其脉浮大而散。"这说明了五脏与气味的相应关系，同时也表明了嗅气味是诊断伤暑的重要依据。

张仲景在《伤寒杂病论》中论述了多种闻诊方法，包括听呼吸、语言、咳嗽、喘息、肠鸣与闻腥臭等。如《伤寒论》第157条曰："伤寒，汗出解之后，胃中不和，心下痞硬，干噫食臭，胁下有水气，腹中雷鸣，下利者，生姜泻心汤主之。"这段条文包含了听肠鸣音与闻腐臭气味两方面的内容，反映了临床中对于闻诊的运用。

（3）问诊：《黄帝内经》强调问诊的重要性，如《素问·疏五过论》曰："从容人事，以明经道，贵贱贫富，各异品理，问年少长，勇怯之理，审于分部，知病本始。""凡欲诊病者，必问饮食居处，暴乐暴苦，始乐后苦。"《灵枢·师传》曰："岐伯曰：入国问俗，入家问讳，上堂问礼，临病人问所便。"清代医家喻嘉言在其著作《医门法律》中将"便"字解释为"问其居处动静，阴阳寒热，性情之宜"。上述条文均概括了问诊的内容，指出医家在诊病时要注意通过问诊搜集患者的饮食、起居、年龄、性情、社会地位、生活条件、忌讳、寒热等多方面的信息，说明当时已初步建立起通过问诊来搜集病情资料诊断疾病的思路。

西汉医学家淳于意记录了我国现存最早的医案"诊籍"，观其医案内容，提及患者姓名、居里、职业、症状、体征、病史等信息，可知是通过问诊获得的信息。《伤寒杂病论》中的关于问诊内容非常丰富，虽然没有专门论述问诊的理论，但问诊内容分散在各篇中，主要是通过问诊获得患者自觉症状，在临床辨证中广泛地应用。如"伤寒五六日，中风，往来寒热，胸胁苦满，嘿嘿不欲饮食，心烦喜呕，或胸中烦而不呕，或渴，或腹中痛，或胁下痞硬，或心下悸，小便不利，或不渴，身有微热，或咳者，小柴胡汤主之"，通过问诊所得的患者自觉症状超过病证描述内容的一半。正如清代医家陆以湉在所著的《冷庐医话》中言："《伤寒论》六经提纲，大半是凭乎问者。至如少阳病，口苦咽干目眩，及小柴胡汤症，往来寒热，胸胁苦满，默默不欲饮食，心烦喜呕等，则皆因问而知。此孙真人所以未诊先问也。"《伤寒杂病论》极大地发展了中医问诊理论。

（4）切诊：《黄帝内经》是我国现存最早、保存脉学内容最丰富的医籍，收载大量秦汉以前的脉学资料，详细论述了脉应四时理论、三部九候诊法、人迎寸口诊法、尺肤诊法、虚里诊法等内容，为后世脉诊的发展奠定了基础。如《素问·玉机真脏论》曰："春脉者肝也，东方木也，万物之所以始生也，故其气来，耎弱轻虚而滑，端直以长，故曰弦。""夏脉者心也，南方火也，万物之所以盛长也，故其气来盛去衰，故曰钩。""秋脉者肺也，西方金也，万物之所以收成也，故其气来，轻虚以浮，来急去散，故曰浮。""冬脉者肾也，北方水也，万物之所以合脏也，故其气来沉以搏，故曰营。"这指出了人体顺应自然变化而出现的四时脉象的不同特点，表明了人体脏腑经络与自然界的密切关系，体现了天人合一观。

《黄帝内经》中描述了多种诊脉方法，如三部九候法，《素问·三部九候论》云："岐伯曰：天地之至数，始于一，终于九焉。一者天，二者地，三者人，因而三之，三三者九，以应九野。故人有三部，部有三候，以决死生，以处百病，以调虚实，而除邪疾。"如《素问·经脉别论》提出"气口成寸，以决死生"，《素问·五脏别论》提出"气口独为五脏主"，说明通过诊察气口脉可把握五脏精气盛衰的情况。又如人迎寸口脉法在《黄帝内经》中有大量描述，《灵枢·禁服》篇："寸口主中，人迎主外，两者相应，俱往俱来，若引绳大小齐等。春夏人迎微大，秋冬寸口微大，如是者，名曰平人。人迎大一倍于寸口，病在足少阳，一倍而躁，病在手少阳；人迎二倍，病在足太阳，二倍而躁，病在手太阳；人迎三倍，病在足阳明，三倍而躁，病在手阳明；寸口大于人迎一倍，病在足厥阴，一倍而躁，病在手心主；寸口二倍，病在足少阴，二倍而躁，病在手少阴；寸口三倍，病在足太阴，三倍而躁，病在手太阴。"再如《黄帝内经》首创的尺肤诊法，《灵枢·骨度》曰："肘至腕长一尺二寸半。"指出"尺肤"是从手肘至手腕的皮肤。《灵枢·论疾诊尺》曰："黄帝问于岐伯曰：余欲无视色持脉，独调其尺，以言其病，从外知内，为之奈何。"指出了可以单独使用尺肤诊法诊察疾病。《素问·阴阳应象大论》曰："按尺寸，观浮沉滑涩，而知病所生。"《素问·平人气象论》云："尺脉缓涩，谓之解㑊。安卧脉盛，谓之脱血。尺涩脉滑，谓之多汗。尺寒脉细，谓之后泄。脉尺粗常热者，谓之热中。"指出尺肤诊法可用于判断疾病的寒热与津液的盈亏。

《难经》丰富了《黄帝内经》的脉学理论，首次提出"独取寸口"和"寸口分为寸关尺三部"理论。如《难经·一难》曰："寸口者，脉之大会，手太阴之脉动也……寸口者，五脏六腑之所终始，故法取于寸口也。"《难经·二难》曰："脉有尺寸，何谓也？然：尺寸者，脉之大要会也。从关至尺是尺内，阴之所治也；从关至鱼际是寸内，阳之所治也。故分寸为尺，分尺为寸。故阴得尺内一寸，阳得寸内九分，尺寸终始一寸九分，故曰尺寸也。"

张仲景《伤寒杂病论》所记载的脉法以寸口脉法为主，且多用"辨某病脉证"命名篇目，足见其对脉诊在辨证的重视程度。除了寸口脉法外，张仲景对诊"趺阳脉"与"太溪脉"也十分重视，如《伤寒论·辨脉法》曰："趺阳脉迟而缓，胃气如经也。趺阳脉浮而数，浮则伤胃，数则动脾，此非本病，医特下之所为也。"宋代许叔微《伤寒百证歌》言道："伤寒必诊太溪、趺阳者，谓以肾脉胃脉为主。仲景讥世人握手不及足者以此。"即分别以诊趺阳脉推断胃气盛衰，以诊太溪脉推断肾气的盛衰。张仲景还擅长按诊，用按诊分辨病性，制定治疗原则，如《金匮要略·腹满寒疝宿食病脉证治第十》云："病者腹满，按之不痛为虚，痛者为实，可下之。"

（五）治疗观

1.《黄帝内经》提出"以平为期"的治疗观

《黄帝内经》认为疾病的发生发展是阴阳失调的结果，《素问·生气通天论》曰："阴平阳秘，精神乃治，阴阳离决，精气乃绝。"说明保持健康需要维持阴阳动态平衡。在疾病发生时，要及时调整体内的阴阳，使人体恢复必须的平衡与和谐状态。《素问·至真要大论》曰："寒者热之，热者寒之。"《素问·三部九候论》曰："实则泻之，虚则补之。"《素问·阴阳应象大论》曰："审其阴阳，以别柔刚，阳病治阴，阴病治阳，定其血气，各守其乡。"这都是希望达到"以平为期"的根本治疗目标。

2. 辨证论治思想的萌芽

约成书于战国的《五十二病方》我国现存最早的方书，书中分为52 "题"，每 "题" 都是治疗一种疾病的方法，以下分一方或者数方进行治疗，均为 "辨病用药"。其中治 "睢（疽）病方"："冶白蔹（莶）、黄蓍（芪）、芍乐（药）、桂、畺（姜）、椒、朱（茱）臾（萸），凡七物。骨睢（疽）倍白蔹（莶），肉睢（疽）倍黄蓍（芪），肾睢（疽）倍芍乐（药），其余各一。"体现了早期的辨证论治思想。

《黄帝内经》虽没有明确提出辨证论治的具体方法，但其中部分观点已初见辨证论治端倪，如《素问·至真要大论》曰："谨守病机，各司其属。"提醒医者在临证时要根据疾病病机，周全地进行辨证论治。又如《素问·风论》中讨论 "五脏风"，《素问·痿论》讨论 "五脏痹"，《素问·厥论》讨论 "六经脉之厥" 等，均为专病分证加以阐释病状、病因与病机。再如《素问·阴阳应象大论》"其高者因而越之""其下者引而竭之""其在皮者汗而发之""阴胜则阳病，阳胜则阴病，阳胜则热，阴盛则寒" 等，都充分体现了辨证论治思想，为后世张仲景创立六经辨证论治体系奠定基础。

3.《伤寒杂病论》确立了辨证论治原则

《伤寒杂病论》体现了在辨病基础上进行辨证的过程。如《金匮要略》论述痰饮、悬饮、支饮、留饮，曰："水走肠间，沥沥有声，谓之痰饮；饮后水流在胁下，咳唾引痛，谓之悬饮；饮水流行，归于四肢，当汗出而不汗出，身体疼痛重，谓之溢饮；咳逆倚息，短气不得卧，其形如肿，谓之支饮。""脉沉者，有留饮。"然后提出治疗痰饮的大法，即 "病痰饮者，当以温药和之"。最后对痰饮病进行辨证论治，"心下有痰饮，胸胁支满，目眩，苓桂术甘汤主之"，"病悬饮者，十枣汤主之"。

张仲景在《伤寒卒病论集》中有云："撰用《素问》《九卷》《八十一难》《阴阳大论》《胎胪药录》并《平脉》《辨证》，为《伤寒杂病论》合十六卷。"这是 "辨证" 一词的最早记载。

《伤寒论》确立了六经辨证论治原则。《素问·热论》有云："伤寒一日，巨阳受之，故头项痛腰脊强。二日阳明受之，阳明主肉，其脉侠鼻络于目，故身热目疼而鼻干，不得卧也。三日少阳受之，少阳主胆，其脉循胁络于耳，故胸胁痛而耳聋。三阳经络皆受其病，而未入于脏者，故可汗而已。四日太阴受之，太阴脉布胃中络于嗌，故腹满而嗌干。五日少阴受之，少阴脉贯肾络于肺，系舌本，故口燥舌干而渴。六日厥阴受之，厥阴脉循阴器而络于肝，故烦满而囊缩。"张仲景在深入研究上述理论的基础上，把外感热病在发展过程中各个阶段表现的各种临床症状总结为太阳病、阳明病、少阳病、太阴病、少阴病、厥阴病，以此作为辨证论治纲领。另外，《素问·热论》中对于六经分证只论述了热证与实证，治疗方法只阐述了汗法与下法，《伤寒论》在此基础上继承发展，在六经辨证过程中运用了辨阴阳、表里、寒热、虚实的分析方法，不仅详述了以阳为纲，临证以热证、实证为主的三阳病，对于以阴为纲，临证以虚证、寒证为主的三阴病也有细致分析，在治疗疾病过程中强调"观其脉证，知犯何逆，随证治之""病皆与方相应，乃服之"等治疗原则，将理、法、方、药贯穿一线，治疗方法上是汗、吐、下、和、清、温、补、消（《伤寒论》中为"利"）八法俱全。

《金匮要略》确立了脏腑辨证论治原则，是脏腑辨证应用于临床的发端。《金匮要略》原书25篇，详述64个病证的病、脉、证、治，病证以内伤杂病为主，也涉及妇科、外科等。其中首篇"脏腑经络先后病证第一"总论疾病的病因病机、预防、诊断、治疗等方面，具有纲领性意义，后21篇则为分病论述。《金匮要略》以脏腑论杂病，根据脏腑病机进行辨证。如"脏腑经络先后病证第一"提出"夫治未病者，见肝之病，知肝传脾，当先实脾，四季脾王不受邪，即勿补之。中工不晓相传，见肝之病，不解实脾，惟治肝也"，这是从整体观出发，说明脏腑经络病变可以互相影响。又如在"水气病脉证并治第十四"中，根据水气病与五脏的关系分为心水、肝水、肺水、脾水、肾水，统称"五脏水"，这些都启示医者在诊治杂病时要注重脏腑经络的病机变化，指导临床辨证。

（六）健康观

在健康观方面，《黄帝内经》提出天人合一、形神统一、正气存内的健康观。首先是天人合一的健康观，《素问·宝命全形论》云："人以天地之气生，四时之法成。"《素问·四气调神大论》云："春三月，此为发陈。天地俱生，万物以荣，夜卧早起，广步于庭，被发缓形，以使志生，生而勿杀，予而勿夺，赏而勿罚，此春气之应，养生之道也。逆之则伤肝，夏为寒变，奉长者少。夏三月，此谓蕃秀。天地气交，万物华实，夜卧早起，无厌于日，使志无怒，使华英成秀，使气得泄，若所爱在外，此夏气之应，养长之道也。逆之则伤心，秋为痎疟，奉收者少，冬至重病。秋三月，此谓容平。天气以急，地气以明，早卧早起，与鸡俱兴，使志安宁，以缓秋刑，收敛神气，使秋气平，无外其志，使肺气清，此秋气之应，养收之道也。逆之则伤肺，冬为飧泄，奉藏者少。冬三月，此为闭藏。水冰地坼，勿扰乎阳，早卧晚起，必待日光，使志若伏若匿，若有私意，若已有得，去寒就温，无泄皮肤，使气极夺。此冬气之应，养藏之道也。逆之则伤肾，春为痿厥，奉生者少。"本篇认为人的生活起居与情志活动需要顺应自然界四季的气候变化，适应天地万物在四季的生、长、收、藏的规律，才能达到防病养生的目的。

《黄帝内经》中还提出"形神统一"的健康观。《素问·上古天真论》云："上古之人，其知道者，法于阴阳，和于术数，食饮有节，起居有常，不妄作劳，故形与神俱，而尽终其天年，度百岁乃去。"可见形体与精神的和谐统一是保持健康长寿的不可或缺的因素。

《黄帝内经》中还多次强调人以"正气为本"，正气盛才能抵御病邪，保持健康。如《素问·刺法论》提出"正气存内，邪不可干"。《素问·评热病论》记载："邪之所凑，其气必虚。"这都说明了充实正气是防范疾病的基础。

（七）预防观

《黄帝内经》提出对于疾病的预防，"避其毒气"也是十分关键的因素。《素问·上古天真论》云："夫上古圣人之教下也，皆谓之虚邪贼风，避之有时，恬淡虚无，真气从之，精神内守，病安从来。"《素问·刺法论》云："黄帝曰：余闻五疫之至，皆相染易，无问大小，病状相似，不施救疗，如何可得不相移易者？岐伯曰：不相染者，正气存内，邪不可干，避其毒气，天牝从来，复得其往，气出于脑，即不邪干。"由此归纳而言，要有效预防疾病，一是固护好体内正气，二是避开体外邪气，两者缺一不可。

四、晋唐时期

（一）对病、证候（症）的认识

1. 对疾病的分类详细

《诸病源候论》全书 50 卷，论述 67 门，1739 种病候，收录的疾病包罗内、外、妇、儿、五官科等，以病为纲，每病之下详细论述病因、病机和症状。《诸病源候论》把隋以前分散记录于各医著的关于病候的描述收集在一起，并加以整理发挥，证候纲目清晰，内容齐备。书中所分的"门"，多是"病类"的概念，不是具体的某种疾病，而是一类疾病下包括的多种疾病，如风病诸候、虚劳病诸候、疫疠病诸候、淋病诸候等。以内科杂病为例，载有风病、虚劳病、消渴病、伤寒病、时气病等 39 类疾病的病因病理。再进一步分类，记载了 59 种风病证候，包括中风候、风痫候、风口噤候、风舌强不得语候等；记载 75 种虚劳病证候，包括虚劳羸瘦候、虚劳寒冷候、虚劳惊悸候等。

2. 对疾病的命名方式多样

《诸病源候论》中的疾病命名方式，涉及症状、病位、病因、证候等。

（1）以症状命名：这种命名方式是书中最多见的。如"虚劳病诸候"下的 75 种病候多以"症状"命名，包括虚劳不能食、虚劳目暗、虚劳咳嗽、虚劳呕逆、虚劳烦闷、虚劳小便难、虚劳膝冷等。

（2）以病位命名：如"五脏六腑诸病候"下分肝、心、脾、肺、肾、胆、小肠、胃、大肠、膀胱、三焦病候。

（3）以病因命名：如"蛊毒病诸候"下 36 种病候多以病因命名，如蛊毒候、氐羌毒候、沙虱候、诸饮食中毒候、食诸肉中毒候、食诸虫中毒候、食诸菜蕈菌中毒候、饮酒中毒候等。

（4）以证候命名：如伤寒中风候、柔风候、脾胃气虚弱不能饮食候、脾胃气不和不能饮食候等。

（5）以病机命名：如风湿痹候、风痹候、血痹候等。

（6）以病理命名：如痰饮诸候、瘀血候等。

（7）以疾病发展进程命名：如伤寒一日、二日、三日、四日、五日、六日候，热病诸候，温病诸候，时气病诸候下均有使用此命名方法。

（8）以治疗结果命名：如令毛发不生候、令长发候、令发润泽候、令生眉毛候、令生髭候、温病令人不相染易候等。

（9）以比喻命名：如鼠乳候（身面忽生肉如鼠乳之状）、兔缺候（人有生而唇缺，似兔唇）、蛇皮候（皮肤斑剥，状如蛇鳞）、鹤节候（小儿肌肉不充，肢体柴瘦，骨节皆露，如鹤之脚节）等。

（10）病位 + 病机：喉痹候、心痹候、胸痹候等。

3. 对疾病症状的描述详细

如《外台秘要》收载了已佚古医书《近效方》《古今录验》中小便味甜诊断消渴的方法，是世界上关于消渴病特征的最早记载。

又如《诸病源候论》对于一些疾病的证候描述得十分详细，如论消渴病："夫消渴者，渴不止，小便多是也。""其病变发痈疽。此坐热气留于经络不引，血气壅涩，故成痈脓。""此人必数食甘美而多肥，肥者令人内热，甘者令人中满，故其气上溢，转为消渴。"

再如现存最早的急症诊治专著《肘后备急方》，书中最早记述恙虫病（沙虱毒）："山水间多有沙虱，甚细略不可见。人入水浴，及以水澡浴，此虫在水中著人身，及阴天雨行草中，亦著人，便钻入皮里。"第一次准确而详细地描述天花的症状："比岁有病时行，仍发疮，头面及身，须臾周匝，状如火疮，皆戴白浆，随决随生。不即治，剧者多死。治得差后，疮瘢紫黑，弥岁方灭……以建武中于南阳击虏所得，仍呼为虏疮。"首次记载结核病（尸注、鬼注），详细记载发病过程，明确指出结核病有传染性。

（二）对病因的认识更具体、更丰富

《诸病源候论》是我国现存最早的病因病源学专著，全书包括内、外、妇、儿、五官、皮肤等各科病证，列述诸病病源、证候共 1739 论。全书专论病源、证候，不载方药，以病为纲，从源分候，突破了《金匮要略》提出的"三因论"的界限，以疾病病因病候整体立论，以病因作为切入点，分析疾病的病机、临床表现、转归，使病因学的内容更加具体与丰富，对传染病、寄生虫病、地方病等都有新的病因学认识。如在"温病令人不相染易候"中提出："因岁时不和，温凉失节，人感乖戾之气而生病，则病气转相染易，乃至灭门。延及外人，故须预服药及为法术以防之"，这是对"六气致病说"的突破。又如对于寄生虫病的病因，认为与饮食卫生有关，在"寸白虫候"记载："寸白者，九虫内之一虫也。长一寸而色白，形小扁。因腑脏虚弱而能发动，或云饮白酒。一云以桑枝贯牛肉炙食，并食生栗所成。又云：食生鱼后，即饮乳酪，亦令生之。"再如对于地方病"水毒"及"瘴气"的病因认识，书中记载："自三吴已东及南，诸山郡山县，有山谷溪源处，有水毒病，春秋辄得。""夫岭南青草、黄芒瘴，犹如岭北伤寒也。南地暖，故太阴之时，草木不黄落，伏蛰不闭藏，杂毒

因暖而生。故岭南从仲春讫仲夏，行青草瘴，季夏讫孟冬，行黄芒瘴。"

《本草拾遗》中明确指出久食精白米是导致脚气病的重要原因：（稻米）"久食令人身软，缓人筋也。小猫、犬食之，亦脚屈不能行。马食之，足重。"

（三）诊法的全面发展

1. 望诊

《千金翼方·色脉》"诊气色法"是现存最早的专论气色的望诊专篇。孙思邈认为："夫为医者虽善于脉候，而不知察于气色者，终为未尽要妙也。故曰：上医察色，次医听声，下医脉候。是知人有盛衰，其色先见于面部，所以善为医者，必须明于五色，乃可决生死、定狐疑。故立候气之法冠其篇首焉。"《中藏经》中有"察声色形证决死法"的内容，"要在临病之时，存神内想，息气内观，心不妄视，著意精察，方能通神明，探幽微，断死决生，千无一误，死之证兆，具之于后"。

晋代医家葛洪延续了《黄帝内经》运用舌下络脉诊治疾病的方法，在《肘后备急方》中最早记载了观察舌下两脉预测"虏黄病"的病情深浅，记录了割刺舌下络脉的治疗方法："比岁又有虏黄病，……若已深应看其舌下两边，有白脉弥弥处。芦刀割破之，紫血出数升，亦歇。然此须惯解割者，不解割，忽伤乱舌下青脉，血出不止，便煞人。方可烧纺軨铁，以灼此脉令焦。"《备急千金要方·伤寒发黄》云："舌下穴挟舌两边，针，治黄疸等病。"《备急千金要方》中设"舌病"与"舌论"专篇，首次明确将舌诊理论与脏腑结合。"舌论"曰："凡舌者，心主小肠之候也。……善用机衡，能调五味也。凡有所啖，若多食咸则舌脉凝而变色，多食苦则舌皮槁而外毛焦枯，多食辛则舌筋急而爪枯干，多食酸则舌肉肥而唇揭，多食甘则舌根痛而外发落。"孙思邈认为舌象的变化可反映脏腑内在的病变，为后世的察舌辨脏腑理论奠定基础。

小儿食指络脉诊法最早见于唐代王超所著的《水镜图诀》中，从《灵枢》诊鱼际络脉法发展而来，原书已失传，其内容多见于后世其他医籍中，如明代医籍《脉理正义》中曰："《水镜诀》云：小儿未至三岁，看虎口三关。食指第一节，名风关，脉初见易治；第二节，名气关，脉见病深难治；第三节，名命关，脉见病极死不治。"

2. 闻诊

唐宋时期，闻诊的内容得到进一步充实。唐代孙思邈《备急千金要方·诊候》中提出"上医听声，中医察色，下医诊脉"。

在嗅气味诊察疾病方面也有一定的进步，如《脉经》中记载了嗅气味联合望诊诊断疾病，如《脉经·热病生死期日证》："热病，身面尽黄而肿，心热，口干，舌卷，焦黄黑，身麻臭，伏毒伤肺，中脾者死。"又如《诸病源候论》曰："口臭由五脏六腑不调，气上胸膈，然腑脏气臊腐不同，蕴积胸膈之间，而生于热，冲发于口，故令臭也。"

3. 问诊

孙思邈在《备急千金要方·治病略例》提出"未诊先问，最为有准"的观点，认为善于运用问诊诊断疾病的医生为"巧医"："问而知之，别病深浅，名曰巧医。"这一时期出现了有关传染病问诊的萌芽，对于传染病患者的自觉症状描述已经较为详细。如《肘后备急方》中对尸注、鬼注病者的症状及预后记载："大略使人寒热、淋沥、恍恍默默，不的知其所苦，而无处不恶，累年积月，渐就顿滞，以至于死，死后复传之旁人，及至灭门。"

4. 切诊

这一时期脉诊发展迅速，出现了大量的脉学专著，其中晋代王叔和的《脉经》为当中的佼佼者。《脉经》我国现存最早的脉学专著，该书集汉以前脉学之大成，分述三部九候、寸口、二十四脉等脉法，完善了"独取寸口"诊法，提出寸口三部定位法："从鱼际至高骨，却行一寸，其中名曰寸口；从寸至尺，名曰尺泽。故曰尺寸。寸后尺前，名曰关。"王氏统一了之前医书繁多的脉名与脉象种类，归纳了浮、芤、洪、滑、数、促、弦、紧、沉、伏、革、实、微、涩、细、软、弱、虚、散、缓、迟、结、代、动24种脉象，对每种脉均描述了指下脉感，并对相似脉象进行鉴别。王氏强调脉诊要与临床结合，将脉象特点、临床症状、治疗方法结合起来进行论述，如"寸口脉迟，上焦有寒，心痛咽酸，吐酸水。宜服附子汤、生姜汤、茱萸丸，调和饮食以暖之"。《脉经》起到了承前启后的作用，奠定了我国脉学发展的基础。

（四）治疗观

1. 脏腑辨证学说初步形成

成书于唐以前的医著《中藏经》，广泛搜集《黄帝内经》《难经》《伤寒论》等古籍中分散零碎的脏腑病证理论，加以系统归纳、整理，继承创新，初步形成了以脉证为中心的脏腑辨证学说。书中"论五脏六腑虚实寒热生死逆顺之法"提出"夫人有五脏六腑，虚、实、寒、热、生、死、逆、顺，皆见于形证脉气。若非诊察，无由识也"，提纲挈领地指出脏腑辨证以"虚实寒热生死逆顺"为八纲，形成脏腑辨证框架雏形。

2. 疾病治疗的新进展

唐代医家王冰在注释《素问·至真要大论》"诸寒之而热者取之阴，热之而寒者取之阳"时，提出"益火之源以消阴翳，壮水之主以制阳光"的治疗大法，对后世医家影响甚大。

《备急千金要方》中提出采用猪肝、牛乳、羊乳、赤小豆、大豆、薏苡仁、乌豆等食疗方法治疗脚气病，并提倡用谷白皮汤预防此病。"凡脚气之病，极须慎房室、羊肉、牛肉、鱼、蒜、蕺菜、菘菜、蔓菁、瓠子、酒、面、酥油、乳糜、猪鸡、鹅鸭。有方用鲤鱼头，此等并切禁，不得犯之。并忌大怒。惟得食粳粱粟米、酱豉葱韭、薤椒姜橘皮。又不得食诸生果子酸酢之食，犯者，皆不可瘥。又大宜生牛乳、生栗子矣。"还记载了动物肝脏治疗夜盲症、羊靥、鹿靥等动物甲状腺治疗甲状腺肿大。以上食疗方法是对内科疾病治疗方法的重要补充。

（五）预防观

孙思邈提倡食治为先，强调"安身之本，必资于食"，"不知食宜者，不足以全生"，"食能排邪安脏腑，悦神爽志以资气血"。孙氏同时主张运动养生，倡导"小劳养形"的防治观："养性之道，常欲小劳，但莫大疲及强所不能堪耳。且流水不腐，户枢不蠹，以其运动故也。"孙氏还推崇情志养生，认为"养性者，欲所习以成性，性自为善，不习无不利也。性既自善，内外百病皆悉不生，祸乱灾害亦无由作，此养性之大经也。善养性者，则治未病之病，是其义也。故养性者，不但饵药餐霞，其在兼于百行；百行周备，虽绝药饵，足以退年"。

五、宋金元时期

（一）病因——三因说、火热论、邪气论、脾胃论、相火论

宋以前病因学说基本沿袭《诸病源候论》。南宋医家陈言撰《三因极一病证方论》，在张仲景"三因致病说"基础上进一步发展，按病因来源、发病过程，将复杂的病因明确分为三类，曰："六淫，天之常气，冒之则先自经络流入，内合于腑脏，为外所因；七情，人之常性，动之则先自脏腑郁发，外形于肢体，为内所因；其如饮食饥饱，叫呼伤气，尽神度量，疲极筋力，阴阳违逆，乃至虎狼毒虫，金疮踒折，疰忤附着，畏压溺等，有背常理，为不内外因。"三类病因中第一类外因，即风、寒、暑、湿、燥、火六淫与瘟疫之气；第二类内因，即喜、怒、忧、思、悲、恐、惊七情；第三类不内外因，即六淫七情以外的致病因素，如饮食不节、虫兽所伤、金疮折跌等。

金代医家刘完素提出"火热论"，强调火热在致病中的重要性，提出"六气皆从火化"的观点，如"火本不燔，遇风烈乃焰"，"湿病本不自生，因于大热怫郁，水液不能宣通，即停滞而生水湿也"，"风能胜湿，热能耗液而反燥"，"阳气怫郁，不能宣散，怫热内作，以成热证者，不可亦言为冷，当以脉证辨之"等。刘完素同时还提出"五志过极皆为热甚"的观点，如"五脏之志者，怒、喜、悲、思、恐也，悲一作忧。若志过度则劳，劳则伤本脏，凡五志所伤皆热也"。

金代医家张从正在《儒门事亲》中提出"病由邪生"的观点，认为"病之一物，非人身素有之也。或自外而入，或由内而生，皆邪气也"，"天之六气，风、暑、火、湿、燥、寒；地之六气，雾、露、雨、雹、冰、泥；人之六味，酸、苦、甘、辛、咸、淡。故天邪发病，多在乎上；地邪发病，多在乎下；人邪发病，多在乎中，此为发病之三也"。其中"酸苦甘辛咸淡"六气伤中的观点是相对于"七情伤内"观点的新见解。

金代医家李杲继承发挥《黄帝内经》"有胃气则生，无胃气则死"的思想，提出"内伤脾胃，百病由生"的观点，提倡"元气乃先身生之精气，非胃气不能滋之"，认为元气为人身之本，脾胃是气血生化之源，脾胃是元气升降的枢

纽，脾胃伤则元气衰，元气衰则疾病生。

元代医家朱丹溪提出"相火论"，认为人体相火生生不息，是人体生理机能、生命活动的根本，而相火妄动是疾病发生、病机逆转乃至死亡的主要原因。"煎熬真阴，阴虚则病，阴绝则死"是相火妄动致病的主要病机。

（二）病机——对三焦病机的研究更加深入

在汉代《伤寒杂病论》中即有关于三焦辨证的论述，如"热在上焦者，因咳为肺痿；热在中焦者，则为坚；热在下焦者，则尿血，亦令淋秘不通"等。唐代孙思邈在《备急千金要方》中以三焦辨证论治下痢，王焘以三焦辨证论治消渴、霍乱、天行时气病等，都是在内伤杂病的辨治中使用三焦辨证，使三焦辨证得到具体、丰富的应用。宋代医家对三焦病机的研究更为深入。《圣济总录》中的总结较为系统，在"五十四卷·三焦门"中以"三焦有名无形"统论，再分论三焦病、三焦约、三焦咳、三焦胀、三焦有水气、三焦俱虚等三焦俱病，其中"三焦病"病机为三焦气运失常，致"腹胀气满，不得小便，溢而为水胀"；"三焦约"的病机是"营卫不调，风邪入客"，致三焦"约而不通，所以不得大小便也"；"三焦咳"的病机为"寒气蕴结，关播胃中"，致"腹满不食，气逆上行，涕唾多而面目虚浮也"；"三焦胀"的病机为"气满为虚胀"，致"三焦皮肤壳壳然而坚不痛"；"三焦有水气"的病机为三焦气滞不通，"气不升降，水聚不行，则脾经受湿"，致"腹满浮肿"；"三焦俱虚"的病机是"其处虽异，其源则一"，一焦虚则三焦俱虚。再论三焦分部辨证论治，以虚实、寒热辨证为纲，分上焦虚寒、上焦热结、中焦虚寒、中焦热结、下焦虚寒、下焦热结等证候。另外《圣济总录》中还将三焦辨证运用在咳嗽、呕吐、水肿等内科杂病的辨证中，如认为三焦是咳嗽传变过程的终点，即"五脏之咳，久而不已，各以其合，移于六腑。故脾移于胃。肝移于胆，肺移于大肠，心移于小肠，肾移于膀胱。其终则又移之于三焦"，说明五脏六腑之咳嗽的最终传变终止于三焦，三焦咳嗽是咳嗽的极重期。

（三）四诊——舌诊发展尤为突出

1. 望诊

这一时期的望诊理论不断发展，特别是舌诊的发展尤为突出。宋代医家施发在《察病指南》中设"察五脏色知生死诀"，元代医家朱丹溪在《格致余论》中认为"治病先观形色然后察脉问证"。

宋代医家成无己在《伤寒明理论》中专设《舌上胎》一篇，对伤寒舌诊进行了较为系统的归纳分析，如"邪气在表者，舌上即无胎；及邪气传里，津液结搏，则舌上生胎也"。宋代医家钱乙对小儿舌诊有较深入的研究，首创"舒舌""弄舌"等舌诊专用名词，如在《小儿药证直诀》论述"小儿弄舌"理论："脾脏微热，令舌络微紧时时舒舌。……大病未已，弄舌者凶。"

我国现存第一部图文并茂的舌诊专著《敖氏伤寒金镜录》在元代问世，此书是在敖继翁《金镜录》的基础上由医家杜清碧补充而成，原书只有 12 幅舌胎图，后增加至 36 幅舌胎图。在此书中，杜氏直接使用"舌胎"一词，正式确立"舌胎"的概念，不再称"舌上胎"，并论述了白胎舌、黄胎舌、黑胎舌等众多前辈医家未曾论述的舌象。杜氏以舌脉相参诊治伤寒热病，确立了验舌求因、辨舌施治的诊断方法，是舌诊发展历史上的一大创新，标志着舌诊走向成熟。

2. 闻诊

宋代朱肱在《类证活人书》指出"阳候多语，阴证无声"，以闻诊来辨别伤寒病的病性。南宋施发《察病指南·听声验病诀》提出"声者，脏之音也"的观点，提出"声悲是肝病，声雄是心病，声慢是脾病，声促是肺病，声沉是肾病。以上脏病也。声清是胆病，声短是小肠病，声速是胃病，声长是大肠病，声微是膀胱病，以上腑病也。……声细长是实，声轻是虚，声沉粗是风，声短细是气，声粗是热，声短迟是泻，声长是病痢，声实是秘涩"，认为声音的变化可作为判断疾病在五脏六腑病位的依据之一，对闻诊理论作了一定的补充。

3. 问诊

宋金元时期医家的问诊内容与经验均记载于各医家的专著中，体现在医家对于患者症状、病史的描述，对于病因病机的把握。宋代陈言所著的《三因极一病证方论》阐述了"内因""外因""不内外因"三因致病理论，为后世医家在临床中问病因提供了思路。李东垣在《脾胃论》中继承并发展了《黄帝内经》"治病问所便"的理论，设专篇论述问诊，详细论述了问寒热、问饮食口味、问口渴饮水、问疾病加重时间、问汗等内容，指出问诊要灵活"当临事制宜，以反常合变也"。朱丹溪认为患者的平时起居饮食会对疾病产生影响，故指出"凡治病，必先问饮食起居何如"。

4. 切诊

宋代以后，脉诊呈现通俗化、图解化、纲领化的发展趋势。《王叔和脉诀》以歌诀的形式，将24种脉象分为七表、八里、九道三大类，分别阐述脉理与脉法，通俗易懂，流传甚广。崔嘉彦认为脉理难明，"非言可传，非图可状"，但可用浮、沉、迟、数四纲为宗，以四言歌诀的形式加以概括，便于习诵。宋代许叔微曾撰《仲景三十六种脉法图》，以图描绘伤寒脉法。南宋医籍《察病指南》中记录了33种脉象图，是世界现存最早的脉象图。各个脉象图以圆圈表示脉的搏动区间或诊脉的区域及其切按的深度范围，圆圈内的各种图形是对各种脉象指下感觉的形象描绘，以图示脉，直观生动，对后世医家在临床上运用脉诊具有重要的参考意义。

（四）治疗观

1. 中医脏腑辨证论治体系完善

金代医家张元素所著的《医学启源》完善了中医脏腑辨证论治体系。张元素继承了《黄帝内经》《金匮要略》《中藏经》等医籍中的脏腑辨证理论，于《医学启源》上卷条析脏腑病机。其论述以脏腑为纲，具体仍参照《中藏经》"虚、实、寒、热、生、死、逆、顺"八纲分类。对于脏腑病变，张元素以脏腑生理特点为基础，根据脏腑本气及经脉循行部位，把脏腑病分为"本病""标病""是动病""所生病"结合寒热虚实进行辨证，并创造性地提出药物归经学说和引经报使学说，明确了药物与脏腑经络的对应关系，是从理、法、方、药四个方面全面完善了脏腑辨证体系。如论脾胃则谓"脾之经，脾脉本在肌肉，足太阴、湿、己土"，"胃之经，是阳明、湿、戊土"；认为"胃者，脾之腑也，又名水谷之海……胃者，人之根本，胃气壮，则五脏六腑皆壮也……胃气绝，五日死"，"安谷则昌，绝谷则亡，谷消则卫亡，荣散胃亡，神无所居"；提出"养胃气为本"的治疗思想，根据《金匮要略》枳术汤创制具有健脾消滞的名方枳术丸。根据脏气法时补泻法，提出"脾苦湿，急食苦以燥之，白术""脾欲缓，急食甘以缓之，甘草。以甘补之，人参；以苦泻之，黄连"等，为临证处方用药开拓思路。

2. 三焦辨证论治应用于内伤杂病

《圣济总录》中论述了三焦病、三焦约、三焦咳、三焦胀、三焦有水气、三焦俱虚共六类"三焦俱病",治疗大法俱以通调三焦之气机为主,如治疗"三焦病"宜"升降气道,则腹满自消,水道自利矣";治疗"三焦胀"宜"升降其气";治疗"三焦有水气"宜"导气而行之,气通则水自决矣"等。

3. 金元四大家在临证治疗中的创新

刘完素倡"火热论",主张"六气皆从火化""五志过极皆为热甚",治疗上善用寒凉剂,主张使用宣、清、通三法开发郁结、宣通气液,创制防风通圣散、凉膈散、双解散等解表清里的方剂。张从正提出"病由邪生"的观点,治疗上主张"攻邪",强调"治病者重在驱邪,邪去则正安,不可畏攻而养病""邪去而元气自复",临证多用汗、吐、下三法,中病即止,以防耗伤正气。李杲的主要学术思想是"内伤脾胃,百病由生",治疗上主张温补脾胃、益气升阳,对于因中气不足而导致的阴火证,提出"以辛甘温之剂,补其中而升其阳,甘寒以泻其火",确立了温补脾胃、升阳散火的甘温除热法,创制了补中益气汤、调中益气汤等代表方。朱丹溪认为相火妄动是疾病发生的原因,人体在生理和病理上都是"阳有余而阴不足",临证主张滋阴降火,善用大补阴丸等滋阴降火的方剂。

六、明清时期

(一)病因——戾气学说、温邪致病

吴有性于明崇祯十五年(1642)编著《温疫论》,首创"戾气"学说,指出戾气是存在于自然界的客观存在的一类特殊的治病因素:"温疫之为病,非风,非寒,非暑,非湿,乃天地间别有一种异气所感。"戾气有杂气、疫气、异气、疠气等别称,与前人所谓六气、时气、伏气、瘴气等均有本质区别,脱离了"六气致病说"的窠臼,这是病因学说的突破。其次,《温疫论·原病》中提出"邪自口鼻而入,则其所客,内不在脏腑,外不在经络,舍于伏脊之内,去表不远,附近于胃,乃表里之分界,是为半表半里,即《针经》所谓横连膜原是也",明确"戾气"从口鼻而入,突破了以前医家"外邪伤人皆从皮毛而入"的观点。吴氏还指出戾气具有多样性,致病具有特异性,他提到"至于无形之气，偏中于动物者，如牛温、羊温、鸡温、鸭温，岂但人疫而已哉？然牛病而羊不病，鸡病而鸭不病，人病而禽兽不病，究其所伤不同，因其气各异"，据此提出"能知以物制气，一病只有一药之到病已"的治疗原则。

清代医家叶桂在《温热论》提出"温邪上受，首先犯肺，逆传心包"，明确提出温邪是温病病因，突破前人关于温病病因是"伏寒化温"与"戾气"的定论，强调温邪由口鼻而入后，首当其冲侵袭肺卫，温病的传变有顺传气分与逆传心包的不同。

（二）对温病病机的认识

叶桂在《温热论》中提出温病从口鼻而入后可出现顺传和逆传两种趋势，可从卫气顺传至气分，也可从肺卫直接逆传心包。如其在《眉寿堂方案选存》中提出"温邪感触，气从口鼻直走膜原中道。盖伤寒阳证，邪是太阳次第传及，至于春温夏热，鼻受气则肺受病。口入之气，竟由脘中，所以原有手经见症，不比伤寒足六经病也"。同时叶氏将温病发展分为卫、气、营、血四个阶段，温邪郁于肺卫的证候述卫分证；邪热入里后影响气的功能活动的证候为气分证；邪热内陷，营阴受损的证候为营分证；温邪深入阴血，引起血分热盛，出现动血、动风、耗血的证候为血分证。

薛雪在《湿热条辨》中阐述湿热病的病因病机，认为湿热病是"太阴内伤，湿饮停聚，客邪再至，内外相引，故病湿热"，其感邪途径亦不同于一般外感病，指出"邪由上受，直趋中道，故病多归膜原"，病变部位主要在脾胃，所谓"湿热证属阳明、太阴经者居多，中气实则病在阳明，中气虚则病在太阴"。《湿热条辨》是湿热三焦辨证论治形成的基础。

吴瑭于《温病条辨》中认为伤寒与温病，二者有水火之别："寒病之原，原于水；温病之原，原于火。""伤寒病之寒邪，为水之气；膀胱者，水之府，寒邪先伤足太阳膀胱经，以水病水。温热病之温邪，为火之气；肺者金之脏，温热先伤手太阴肺经，是以火乘金。"吴氏对于伤寒与温病在病因病机上的阐述，丰富了温病学的内容，为温病学理论体系的建立打下基础。

王孟英在《温热经纬》将温病分成新感和伏气两大类，将新感温病病机归纳为：一是正气盛而敌邪，邪受挫而解；二是邪从肺卫顺传胃肠；三是邪从肺卫内陷心营（血）者为逆传。王氏认为伏气温病为内外因合病，以春温为例，

63

《素问》中"冬伤于寒，春必病温""夫精者，身之本也。故藏于精者，春不病温"，指出春温病的发生是"冬伤于寒"的外因和"冬不藏精"的内因两个因素相互作用的结果，伏气温病的传变规律与新感温病不同，是"自里出表，乃先从血分，而后达于气分……不比外感温邪，由卫及气，自营而血也"。这些论述对于全面理解温病概念、病因病机、传变规律、诊断治疗等方面都有重要意义，对后世温病学的发展有重要影响。

（三）诊法的全面总结

1.《医学研悦》首载四诊

"望诊""闻诊""问诊"作为专有名词均首见于明代医家李盛春所著的《医学研悦》中，记载为："望诊。经云：望而知者谓之神。望者，望见五色，以知其病也。肝青象木，肺白象金，心赤火，肾黑水，脾土色黄。一或有病，色亦见于面矣。""闻诊。经云：闻而知者谓之圣。闻者，闻其五音，以知其病也。五脏有五声，以合于五音，肝呼应角，心言应徵，脾歌应宫，肺哭应商，肾呻应羽是也。"这里的"闻诊"主要指听声音。"问诊。经云：问而知者谓之工。凡有请先问所看何人，或男或女，或老或幼，或婢妾或童仆，次问得病之由，及饮食若何？二便若何？日间若何？夜寐若何？膈间胀闷痛否？曾服药否？""切诊。经云：切而知者谓之巧。切者，切脉也。脉与色宜相应。"

2. 望诊专著出现

清代医家汪宏所著的《望诊遵经》是国内现存最早望诊专著，全书两卷，上卷叙述望诊的重要性与望诊的基本原则，下卷分述体表各部位的望诊提纲。汪氏在《灵枢·五色》的基础上，发展为"望色十法"："大凡望诊，先分部分，后观气色，欲视五色之精微，当知十法之纲领。十法者，浮沉清浊微甚散抟夭泽是也。"汪氏认为"治病必先知诊，诊病必先知望"，对于望诊的时间、环境均有要求，提出"望诊须于平旦"，"望色常宜定静"。书中分述的"四时望法相参""四时气色主病""昼夜阴晴相参""五方望法相参""气质望法相参""老少望法相参""居养望法相参"等篇目，阐明了不同的季节、时间、环境、地域、患者体质、患者年龄等因素对于望诊的影响，是对望诊的原则、方法进行的全面总结。此书内容全面而丰富，为望诊专著中的经典之作。

3. 诊法逐步完善

（1）望诊：清代医家林之翰所著的《四诊抉微》将舌诊的内容纳入望诊的范畴。书中对望血脉、望毛发、望额、望日月角、望眉、望项、望爪甲、望齿等多种望诊方法均有详细描述。

明清温病学派重视望舌，经众多温病医家的临床实践总结，温病察舌理论逐渐完善。明代医家吴又可开创了"温病察舌"的先河，其在诊病过程中通过观察舌苔在疾病中的前后变化，判断病势，阐述发病机理，指导辨证论治。吴氏在《温疫论·急证急攻》曰："温疫发热一二日，舌上白胎如积粉。"指出患者感染温热疫邪后会出现舌上白苔如积粉的症状，认为此乃邪伏膜原的标志，应使用达原饮治疗。清代医家叶天士对舌诊与卫气营血理论紧密结合，其辨卫与气，详于验舌苔；察营与血，重在辨舌质。除察舌外，叶氏还运用"扪""擦"等方法，如"舌色必紫而暗，扪之潮湿"。叶氏重视舌的干湿润燥，以确定津液的存亡。叶氏还提出舌苔"有地"与"无地"的观点："舌黄或浊，须要有地之黄。若光滑者，乃无形湿热中已有中虚之象，大忌前法。"即舌苔的有根与无根。吴鞠通在《温病条辨》中将舌诊运用在三焦辨病位上，如热在上焦，温热病多苔黄，湿热病多苔白；热在中焦，温热病舌苔老黄，甚则黑有芒刺，湿热病多苔黄滑，湿热重者可见苔白滑或苔灰滑；热在下焦，温热病口干舌燥，甚则齿黑唇裂，湿热病舌多灰白、白腐。

温病学派不仅重视望舌，还根据临床需求，开创了察齿、辨斑疹、辨白痦等新诊法。叶天士在《温热论》中总结了独特的验齿方法："在温热之病，看舌之后亦须验齿。齿为肾之余，龈为胃之络，热邪不燥胃津，必耗肾液。"临床根据牙齿牙龈的色泽、润燥等来判断温热之邪的轻重、津液的存亡等情况。斑疹、白痦也是温病过程中常见的症状，叶氏认为"斑疹皆是邪气外露之象"，"斑疹初见，须用纸捻照看胸背、两肋，点大而在皮肤之上者为斑；或云头隐隐，或琐碎小粒者为疹。又，宜见而不宜多见……若斑色紫小点者，心包热也；点大而紫，胃中热也。黑斑而光亮者，热胜毒盛……若黑而晦者，必死；若黑而隐隐，四旁赤色，火郁内伏……再，有一种白痦，小粒如水晶色者，此湿热伤肺……或白如枯骨者，多凶，为气液竭也"。辨斑疹与白痦的形态、色泽、疏密、分布等，有利于判断病邪的轻重、病位的深浅、气血津液的盛衰等，对于临床辨证论治有重要意义。

"舌胎"的用法自西汉张仲景起延续一千多年，至明清之际，医家卢之颐所著的《芷园素社痎疟论疏》中出现"舌苔"一词。此后一段时间，医家医籍混用"舌胎"与"舌苔"两词。清代医家吴鞠通提倡使用"舌苔"。《温病条辨·原病》曰："按：'苔'字，方书悉作'胎'。'胎'乃'胎包'之'胎'，特以苔生舌上，故从'肉'旁。不知古人借用之字甚多，盖湿热蒸而生苔，或黄或白，或青或黑，皆因病之深浅，或寒或热，或燥或湿而然，如春夏间石上，土坂之阴面生苔者然。故本论'苔'字，悉从'草'不从'肉'。"吴氏观点得到广泛认同，"舌苔"这一写法得到广泛传播。

（2）闻诊：清初喻嘉言在《医门法律》详论闻声、辨息，并专列"闻声论""辨息论"。《医门法律·闻声论》："喻昌曰：声者，气之从喉舌而宣于口者也。新病之人，声不变。小病之人，声不变。惟久病苛病，其声乃变。迨声变，其病机显呈而莫逃，所可闻而知之者矣。"喻氏用闻声音的诊查方法判别病机，辨别新病、久病。

清代医家周学海在《形色外诊简摩》中辑录了丰富的"闻法"与"嗅法"内容，《形色外诊简摩·嗅法》："口气重者，胃热盛也，阳气尚充，其病虽剧，可治。""小便臊甚者，心与膀胱热盛也；不禁而不臊者，火败也。"《形色外诊简摩·闻法》："听声之法，岂徒以五音决五脏之病哉！须将患人之语言声音，轻重长短，有神无神，与病家来请之语，及一切旁观物议，皆当审听，入耳注心，斯乃尽闻之道也。""新病闻呃，非火即寒；久病闻呃，胃气欲绝也。大抵声音清亮，不异于平时者，为吉。"周氏已经意识到人体体气、分泌物气味、病理性声音都有重要的临床辨证价值。

在清代，已有医家认识到"闻诊"不局限于"听声音"，"嗅气味"也是闻诊的内容，认为在临床中听声音与嗅气味都需要熟练掌握运用。医家王秉衡在《重庆堂随笔》指出："闻字虽从耳，而四诊之闻，不专主于听声也。戴麟郊《广温疫论》辨证最细，谓疫证必有秽浊之气，鼻观精者可以闻而知之也。愚谓闻字实有二义。虽非疫证，凡入病室，五官皆宜并用，问答可辨其口气，有痰须询其臭味，榻前虎子触鼻可分其寒热，痈疡脓血，审气即知其重轻。余如鼾息、肠鸣、矢气之类，皆当以耳闻者，古人但主乎呼、歌、呻、哭数字，固矣。"后来，嗅气味逐渐成为闻诊的内容之一，受医家重视。

（3）问诊：明代医家张介宾认为问诊"乃诊病之要领，临证之首务也，明此十问，则六变具存，而万病形情俱在吾目中矣"。他在总结前人经验的基础上，结合自己多年来的问诊体会，在《景岳全书·传忠录》中将问诊内容归纳为"十问篇"，开篇以歌诀提纲挈领："一问寒热二问汗；三问头身四问便。五问饮食六问胸；七聋八渴俱当辨。九因脉色察阴阳；十从气味章神见。见定虽然事不难；也须明哲毋招怨。"在歌诀后，张氏详细地描述了"十问"中的各项内容，指导医者全面收集患者的病情资料。可以看出张氏描述的"十问"里面，除问诊外，还包括切诊（切脉）与望诊（察面色）的内容。清代医家陈修园在《医学实在易》中记录了由清代医家张心在根据张景岳"十问篇"改订的十问歌："一问寒热二问汗，三问头身四问便，五问饮食六问胸，七聋八渴俱当辨，九问旧病十问因，再兼服药参机变。妇人尤必问经期，迟速闭崩皆可见。再添片语告儿科，天花麻疹全占验。"这是对张景岳"十问篇"的继承与发展，涵括了问诊的基本内容，成为后世医家临床问诊的纲领与指南。

由清代医家吴谦主持编纂的《医宗金鉴》在"四诊心法要诀"中指出："望色只可以知病之处，非问不足以测病之情也。""问以言审。"这说明问诊在诊断疾病中的独特价值，与其他诊法互相补充更能准确了解病情。清代医籍《形色外诊简摩》"问法专论"言："凡诊病必先问是何人，或男或女，或老或幼，或婢妾僮仆。问而不答，必是耳聋，须询其左右，平素何如，否则病久，或汗下所致。诊妇人，必先问月信何如，寡妇气血凝涩，两尺多滑，不可误以为胎，室女亦有之。"对问诊的方法有自己的独到见解。

（4）切诊：明清时期脉诊快速发展，众多脉学专著涌现，其中明代李时珍所著的《濒湖脉学》影响较大，继承了《黄帝内经》《难经》《脉经》《脉诀》《针灸甲乙经》等数十本医著的精华。如继承发展了《黄帝内经》"脉应四时"理论"长脉属肝宜于春，短脉属肺宜于秋"；继承了《难经》"独取寸口"的诊脉方法，全书所论脉象均为寸口脉；书中列举了27种脉象，除了长、短、牢3种脉象外的24种脉象均源于《脉经》，在脉象特征描述中基本为《脉经》原文的直接引用。首创以阴阳属性来分类脉象，将27脉分为"阳、阴、阳中阴、阴中阳"四大类，即属"阳"的为"浮、数、实、长、洪、紧、动、促"共8脉，属"阴"的"沉、迟、涩、虚、短、微、缓、革、濡、弱、散、细、伏、结、代"共15脉，属"阳中阴"的为"滑、芤、弦"共3脉，属"阴中阳"的为"牢"共1脉。每种脉象均以生动形象的歌诀"体状诗""相类诗""主病诗"进行描述，易于理解、诵读与传播，如描述浮脉的相类诗："浮如木在水中浮，浮大中空乃是芤。拍拍而浮是洪脉，来时虽盛去悠悠。"《濒湖脉学》对中医脉学发展具有承前启后的意义。

清代医家俞根初在其著作《重订通俗伤寒论》中设"按胸腹"专篇，详细论述按胸膈胁肋、按满腹、按虚里、按脐间冲任脉等按诊方法，总结通过按诊辨别的内痈、肝痈、瘀血、虫病等证候的特征。

（四）治疗观

1. 八纲辨证正式确立

阴阳、表里、寒热、虚实八纲是中医辨证论治纲领。《黄帝内经》首先将阴阳学说引入医学，认为疾病的发生发展是阴阳失调的结果，主张"察色按脉，先别阴阳"。张仲景在《伤寒杂病论》以六经病作为辨证论治的纲领，已经认识到在证候变化方面有表里、寒热、虚实之别，又以阴阳为纲领，分析三阳与三阴。张仲景虽有运用八纲辨证，但未确定八纲的名称与内容。此后一千多年，同样未有医家医著正式提出八纲之名，直至明代才有医家正式提出八纲辨证的概念与内容。明代医家归纳的八纲辨证的内容有所不同，如认为八纲是"血气表里上下脏腑"：楼英在《医学纲目》提出"诊病者，必先分别血气、表里、上下、脏腑之分野，以知受病之所在"；认为八纲是"寒热虚实表里气血"：孙一奎在《赤水玄珠》中指出"凡证不拘大小轻重，俱有寒热虚实表里气血八个字"；认为八纲是"表里虚实寒热邪正"：龚廷贤在《万病回春》认为"八要者，表里、虚实、寒热、邪正"。

与现代八纲辨证内容相同的有：王执中《东垣先生伤寒正脉》指出治病八字为"虚实阴阳表里寒热"；方隅《医林绳墨》认为"虽后世千方万论，终难违越矩度，然穷其大要，无出乎表里、虚实、阴阳、寒热人者而已"；张三锡《医学六要》指出"古人治病大法有八，曰阴曰阳、曰表曰里、曰寒曰热、曰虚曰实，而气血痰火，尽赅于中；张介宾《景岳全书》明确提出"凡诊病施治，必须先审阴阳，乃为医道之纲领"，"六变者，表里寒热虚实也，是即医中之关键，明此六者，万病皆指诸掌矣"，"阴阳既明，则表与里对，虚与实对，寒与热对，明此六变，明此阴阳，则天下之病，固不能出此八者"。张介宾以阴阳为总纲，统表里寒热虚实六变，至此"八纲"作为辨证纲领方始确立。清代医家程国彭在《医学心悟》中提出"论病之原，以内伤外感四字括之。论病之情，则以寒热、虚实、表里、阴阳八字统之"，"病情既不外此，则辨证之法，亦不出此也"。自此八纲辨证被广泛应用于临床。

2. 温病卫气营血辨证、三焦辨证体系的创立

在明清时期，由于瘟疫频发，以往辨证方法已不足以满足治病救人的需要，亟需医家在继承前人经验基础上创新辨证方法，温病卫气营血辨证与三焦辨证应运而生。

清代医家叶桂在《温热论》提出"温邪上受，首先犯肺，逆传心包"，认为温邪从口鼻而入，首先犯肺，后可顺传气分，也可逆传心包。病至气分，可能邪留三焦，也可邪实里结，并可继入营分、血分。叶氏所言的"大凡看法，卫之后，方言气，营之后，方言血"，即是温病的传变规律，由此创立了卫气营血辨证理论体系，此体系对于划分温病病变的浅深层次，确定病变范围，判断病变轻重、发展趋向，指导用药都有重要意义。叶氏也辨析温病与伤寒之异，认为温邪则热变最速，易伤阴津，故温病"论治法则与伤寒大异"。

宋金元时期三焦辨证主要用于诊治内伤杂病，至明清时期，三焦辨证在诊治外感温热病领域大放异彩。清代医家吴瑭其所撰的医著《温病条辨》，全书共6卷，仿张仲景《伤寒论》体例，立温病证治法238条，并于每一条文下自注自辨。吴氏在书中提出"温病从口鼻而入，鼻气通于肺，口气通于胃，肺病逆传，则为心包。上焦病不治，则传中焦胃与脾也；中焦病不治，即传下焦肝与肾也。始上焦，终下焦"，明确了温病的传染途径、发病部位及传变规律，将四时温病纳入三焦分治范畴，创立了以三焦辨证为纲、六经辨证为目的温病辨证论治体系。吴氏同时强调"《伤寒论》六经由表入里，由浅及深，须横看。本论三焦由上及下，亦由浅入深，须竖看"；在治疗上确立了"治上焦如羽，非轻不举；治中焦如衡，非平不安；治下焦如权，非重不沉"的治病法论，使温病诊断与治疗得到丰富与提高。

3. 辨病论治与辨证论治结合

清代瘟疫多次暴发流行，众多医家采用六经辨证或脏腑辨证在临床诊治中往往难以奏效，因此许多医家于临证中开始注重辨病。喻嘉言、叶天士、徐大椿、吴瑭等均在其著作中强调"诊病施治"的重要性和迫切性。喻嘉言在《寓意草》中主张"先议病后用药"，认为"迩来习医者众，医学愈荒，遂成一议

药不议病之世界，其夭枉不可胜悼"，其实质是在诊病的基础上，进行辨证论治；提出了具体的议病格式，是当时中医学最完整的病历书写格式。徐大椿在《兰台轨范》序中提出"欲治病者，必先识病之名，能识病名，而后求其病之由生，知其所由生，又当讲其生之因各不同，而病状所由异，然后考虑其治之法"，强调辨病和辨证结合，对于临证具有指导意义。

4."辨证论治"一词的提出

明代医家秦景明著有《症因脉治》一书，他认为"是书之作，窃比丹溪先生《脉因症治》篇。但先生凭脉寻因，寻症施治，暗中摸索，后人苦无下手，是以王宇泰先生著《准绳》书，竟取症治立名，则有确据下手矣。然不详及脉因二条，余又恐其脱略，今更其名曰《症因脉治》，则四科俱备，开卷了然"。秦氏指出"若以症为首，然后寻因之所起，脉之何象，治之何宜，则病无遁情，而药亦不至于误用也"，强调治病应"先辨其症，次明其因，再切其脉，据症、据因、据脉用治"，体现了秦氏主张以症为主，据症寻因，参以脉象，以定治法的学术思想。

明代周慎斋《慎斋遗书》专列"辨证施治"的一章："凡有热病，喜热饮食，睡卧不得，衣被不可近者，俱是阳虚之病。凡泄泻、肠风等证，小肠薄，不能传送，故渗入于大肠……"但在此章中未有说明"辨证施治"的含义。在同章中，他提出"见病医病，医家大忌。盖病有标本，多有本病不见而标病见者，有标本相反不相符者，若见一证，即医一证，必然有失；惟见一证而能求其证之所以然，则本可识矣"，反映了其强调治病时要在复杂的临床表象中抓住疾病的根本原因，采取正确的治疗方法的观点。

"辨证论治"作为一个词组最早由明代章楠在《医门棒喝·论景岳书》中提出："凡六气外邪之病，其脉有可凭、不可凭者。即如暑湿、瘟疫等证，气血为浊邪壅蔽，脉道不清，或濡软，或芤滞，鼓动无力。若认为虚而用补，使邪与气血胶结，则轻病致重，重病必死矣。"又曰："凡治伤寒瘟疫，宜温补者，为其寒邪凝滞，阳不胜阴。非温不能行，非温不能复也。竟将伤寒、瘟疫，同作一病而用补法。无怪世俗之不分邪正，但云补正即可去邪也。即此数则观之，可知景岳先生，不明六气变化之理，辨证论治，岂能善哉！不识六气变化，由不明阴阳至理故也。"

（五）预防观——人痘接种术

烈性传染病——天花因为战争传入中国内地，葛洪《肘后备急方》称之为"虏疮"，学者考证为汉代马援征交趾时从当地传入中国。明清时期，人痘接种术已经成为对其治疗最有效的一种方法。清雍正五年（1727）俞茂鲲在著作《痘科金镜赋集解》中记录："闻种痘法，起于明朝隆庆年间，宁国府太平县，姓氏失考，得之异人丹传之家，由此蔓延天下，至今种花者宁国人为多。"并有乾隆六年（1741）张琰《种痘新书》旁证支持。可见，人痘接种术在中国最迟在16世纪已经实施。清初在康熙皇帝支持下人痘接种术得到更大范围的推广。清代中期，种痘术更加成熟和完善。乾隆时期，医家张琰在《种痘新书》中提到："余祖承聂久吾先生之教，种痘箕裘，已经数代。"又说："种痘者八九千人，其莫救者二三十耳。"可见人痘接种术在帮助人民抵御天花中起到重要作用，是人工免疫法的先驱。后来人痘接种术传入欧洲，1796年，在中国人痘接种术基础上，英国医生琴纳发明了牛痘接种术，并在欧洲开始推广。清嘉庆十年（1805），东印度公司外科医生皮尔逊到澳门行医时将牛痘带到中国。清嘉庆二十三年（1817），邱熺《引痘略》刊行，是我国最早介绍牛痘接种术的著作，牛痘接种术后来由广东逐渐传遍全国。

七、民国时期

（一）对病、证的认识

民国时期，中医界曾出现对中医病名与西医病名统一的争议。1929年2月余云岫在国民政府第一届中央卫生委员会上提出《废止旧医以扫除医事卫生之障碍案》议案，并得到通过，引起中医药界的极大愤慨和强烈反对，并进而引发了近代史上声势浩大的反废止风潮，最终以国民政府撤销该案告终。1930年1月，裘吉生、蒋文芳等人提议设立全国性中医药学术机构——中央国医馆，同年得到通过，1931年3月17日中央国医馆正式成立。1933年中央国医馆学术整理委员会第二期工作，以施今墨的名义起草了《中央国医馆学术整理委员会统一病名建议书》《统一病名凡例》及《申定病名录》等，并将文件通知于1933年6月下发各地分馆，限各分馆10日内函复意见。由于这些方案中医病名多依傍西医病名，并且《建议书》有强令全国中医限期使用统一后的病名的措辞，因而立即引起中医界多数中医的批评与反对。沪上名医恽铁樵发表《对于统一病名建议书之商榷》一文，提出四项理由予以驳斥；秦伯未在《中央国医馆之自亡政策》一文中指出"国医病名之不能统一，实为不可不整理之重要工作，惟目的在求国医界之统一，非求与西医相统一。……况立名有标准，今名词既从西医，则其理论亦每从西医，势至国医之病名亡，而国医实际亦亡，此根本之差误"。

由于各方反应激烈，在广泛听取各种批评意见后，中央国医馆决定重编草案，1933年11月通电全国中医团体收回《建议书》，于1934年11月公布分别由学术整理委员会和编审委员会拟定的草案各一套，分发各地进行意见征求意见。这两套草案均体现以中医病名为主的原则，但仍有提出异议者，统一病名的尝试最终失败。历史事实证明，认识中医的"病"不同于西医的"病"，是关系中医生死存亡的原则问题。

（二）对于病机的认识

近代中西汇通潮流代表性医家张锡纯在所著的《医学衷中参西录》中首先提出"合中西医融贯为一"的观点，张氏认为"西医新异之理原多在中医包括之中"，中医与西医在部分疾病的病因、病机方面有相通之处，如"中风"，可结合西医理论，将其分为脑充血与脑贫血两类："脑充血病之说倡自西人，而浅见者流恒讥中医不知此病，其人盖生平未见《内经》者也。尝读《内经》至《调经论》，有谓'血之与气，并走于上，则为大厥，厥则暴死。气反则生，不反则死'云云，非即西人所谓脑充血之证乎？所有异者，西人但言充血，《内经》则谓血之与气并走于上。盖血必随气上升，此为一定之理。而西人论病皆得之剖解之余，是以但见血充脑中，而不知辅以理想以深究病源，故但名为脑充血也。"张氏认为西医认识的"脑充血病"即为《黄帝内经》中提出的因血气并走于上而发的"大厥"，这是中西相通之理。

"脑贫血者，其脑中血液不足，与脑充血之病正相反也。其人常觉头重目眩，精神昏愦，或面黄唇白，或呼吸短气，或心中怔忡……其剧者亦可猝然昏仆，肢体颓废或偏枯。其脉象微弱，或至数兼迟。西人但谓脑中血少，不能荣养脑筋，以致脑失其司知觉、司运动之机能。……《内经》则谓'上气不足，脑为之不满'，此二语实能发明脑贫血之原因，并已发明脑贫血之治法。盖血生于心，上输于脑（心有四血脉管通脑）。然血不能自输于脑也。《内经》之论宗气也，谓宗气积于胸中，以贯心脉，而行呼吸。由此知胸中宗气，不但为呼吸之中枢，而由心输脑之血脉管亦以之为中枢。今合《内经》两处之文参之，知所谓上气者，即宗气上升之气也。所谓'上气不足，脑为之不满'者，即宗气不能贯心脉以助之上升，则脑中气血皆不足也。然血有形而气无形，西人论病皆从实验而得，故言血而不言气也。"张氏认为西医认识的"脑贫血病"即为《黄帝内经》中所言因宗气不足不能贯心脉之血上升荣脑导致的"脑不满"，这也是中西相通之理。

（三）诊断

1919 年医家时逸人著《时氏诊断学》，在 1930～1949 年多次补充内容。时氏在书中第一章"诊断学概论"中进行了中西医诊断的比较，认为："近年来译本充斥，谈诊断者群宗西法，多借助于物质，如血液、痰涎、尿粪之检查，体温之升降，镜光反射之所得等。与中医观察病情，别虚实寒热，分气血表里者，各有不同。西医则以其物质检查之周到，认为中医诊断为无用，但事实上殊不尽然。自显微镜发明，得知多数病原体为细菌、原虫、滤过性毒等，于是治疗对象，即集中于病原体之消灭，是诊断上即以鉴别病原为首务，以便应用其特效药，至于所现各种症状，反视为不甚重要。近来又有磺胺类、抗生素之应用，治疗上为之生色不少，但其治疗功效，最著于细菌所致之病，而于滤过性毒，则功效不甚显著，如脑膜炎、肺炎等，经过西医诊断，认为其原因为细菌者，应当投无不效，此外有无效者，经检查后，方知尚有其他原因所致，但在中医方面，并有适宜治法，因症而施，以图挽救。故治疗方法有效与否，可以决定诊断上之价值。中医治疗方法，注意其症候有何特异之点，对于病原体反列其次……西医诊断，专在发病部分，寻其实质变化，确指病位部分，则是。若认为专在是，则非。"时氏指出中西医诊断各自的优势与不足。在第六章"闻诊"中，时氏定义闻诊为"西医称为听诊，乃以耳之听觉闻其声音，以鉴定疾病之诊察法也"，虽未在定义中指出"闻诊"包括嗅气味，但在"闻诊"各论下的"四、其他闻诊"中简单介绍了"嗅诊"。

（四）治疗观

张锡纯积极倡导中西药并用，认为中药与西药不应相互诋毁，在临证上应取西药之所长，帮助中药之所短，他提出"西医用药在局部，是重在病之标也；中医用药求原因，是重在病之本也。究之标本原宜兼顾，若遇难治之证，以西药治其标，以中药治其本，则奏效必捷，而临证亦确有把握矣"。

张氏不抱门户之见，创制了不少中西药结合的方剂如治温病壮热的石膏阿司匹林汤（生石膏、阿司匹林），张氏指出"西药阿司必林，为治肺结核之良药，而发散太过，恒伤肺阴，若兼用玄参、沙参诸药以滋肺阴，则结核易愈。又其药善解温病初得，然解表甚效，而清里不足，恒有服之周身得汗，因其里热未清，而病不愈者？若于其正出汗时，急用生石膏两许煎汤，乘热饮之，则汗出愈多，而热亦遂清，或用石膏所煎之汤送服阿司必林，汗出后亦无不愈者"。又如治胃病噎膈(即胃癌)的变质化瘀丸(三七、桃仁、硼砂、甘草、沃剥、百布圣)、治疗毒淋的朱砂骨湃波丸（骨湃波、朱砂）等，这些中西药并用的方剂成为中西医结合的初始尝试。

知 | 识 | 链 | 接

"西医"传入中国的历史

初期传入阶段（1835～1860年）：这一阶段以教会医院的兴起为标志，美国传教士伯驾在广州建立了第一所眼科医院，标志着西医开始在中国发挥作用。

扩张阶段（1861～1899年）：随着通商城市的增多，教会医院逐渐形成以广州、上海、北京为中心向外围城市扩张的格局。在这一阶段，广州、上海、北京等城市出现了相当规模的传教医院，教会医药事业遍布中国南北大地。

快速发展阶段（1900～1920年）：这一阶段教会医学事业发展迅猛，教会大学和医学校在各地建立。如北京协和医学堂、上海复旦大学医学院等都是在这一时期建立的。到了1915年，在华教会学校已有23所，各类护士学校、药学校、助产学校36所。同时，北洋政府在1915年正式承认西医，西医在中国真正立足。

中国化和本土化阶段（1920年以后）：随着政府医院及各种公立、私立医院的出现，教会医院的宗教色彩慢慢淡化，本土化、世俗化的经营成为教会医院发展的趋势。1925年发起的全国范围的收回教育主权运动，反对"外国文化侵略"的呼声日渐高涨。在这一背景下，教会学校向中国政府注册，教会医院逐渐中国化。

西医传入中国的历史是一个漫长而复杂的过程，涉及宗教、文化、医学等多个领域的交流和融合。

八、中华人民共和国成立后

（一）对病、证的认识

1. 辨证论治作为固定术语正式出现

1955年2月，著名中医学家任应秋在《中医杂志》上发表了《伟大的祖国医学的成就》一文，他提出："祖国医学几千年来在临床治疗上能够解决问题，主要就是由于'辨证论治'治疗体系的建立。"由此，"辨证论治"作为固定术语在中医学界出现。

两个月后，任应秋又在《中医杂志》刊发了《中医的辨证论治的体系》一文。文中提出："辨证论治，是中医临床上不可缺少的基本知识，所以张仲景的《伤寒论》和《金匮要略》两书数十篇，无一篇不冠以'病脉证并治'或'病脉证治'的题目。但中医学的证候决不同于西医的症状，中医的证候完全是施治用药的标准，而西医的症状不过是描写病人的异常状态，殊非诊断治疗上的关键。"

此文刊出后得到了当时中医学界诸多名家的拥护和响应。如中医大家秦伯未于1957年在《江苏中医》上发表了《中医"辨证论治"概说》一文，他指出"'辨证论治'是中医普遍应用的一个诊疗规律，从认识证候到给予适当治疗，包含着完整的极其丰富的知识和经验"。1961年秦伯未联合李英麟、殷凤礼、焦树德等七位中医学家在《中医杂志》上发表《中医辨证论治纲要》一文，文中提出了风、寒、暑、湿、燥、火、疫、痰、食、虫、精、神、气、血十四纲，包括四十证，一百二十法，每证按主证（主要症状）、辨（病因病机、传变、鉴别诊断）、治法、论（常用方药）的次序进行论述。

2. 辨证论治作为中医特色之一被写入教材

在各版中医全国统编教材中，辨证论治的含义与内容"随着时间的发展、中医理论研究的深入而有所改变。在 1964 年出版的由广州中医学院主编的《中医诊断学讲义》二版教材中,'辨证论治'一词仅出现了一次,在第五章'诊法运用'小结中:'记录病案,应按照中医辨证论治所得的理、法、方、药诸方面,有系统,有重点,详细而准确地记录下来。'"辨证论治作为中医学的特点之一被写进教材是在 1974 年出版的由北京中医学院主编的《中医学基础》四版教材中:"辨证论治是祖国医学的另一特点。所谓'辨证',就是分析、辨别、认识疾病的证候。'论治'就是根据辨证的结果,确立相应的治疗法则……辨证论治过程,实际上就是认识疾病和解决疾病的过程。辨证论治之所以是祖国医学的一个特点,是因为它既不同于一般的'对症治疗',也不同于现代医学的'辨病治疗'。一个病的不同阶段,可以出现不同的证候;不同的疾病,在其发展过程中可能出现同样的证候。因此,同一疾病的不同证候,治疗方法就不同,而不同疾病只要证候相同,运用同一治疗方法,可以取得良好的疗效。由此可见'辨证'的'证'是疾病的原因、部位、性质,以及致病因素和抗病能力相互斗争情况的概括。"

1984 年出版的《中医基础理论》五版教材中写道:辨证论治是中医认识疾病和治疗疾病的基本原则,是中医学对疾病的一种特殊的研究和处理方法,也是中医学的基本特点之一。……所谓辨证,就是将四诊(望、闻、问、切)所收集的资料、症状和体征,通过分析、综合、辨清疾病的原因、性质、部位,以及邪正之间的关系,概括、判断为其种性质的证。论治,又称施治,则是根据辨证的结果,确定相应的治疗方法……中医认识并治疗疾病,是既辨病又辨证。

3. 对于病、证、症的概念认识

1990 年 6 月,全国中医病名与证候规范化研讨会在湖南省长沙市召开。经过会议代表的讨论,对于病、证、症的概念取得了较为一致的认识,内容如下:

"疾病是与健康相对应的概念。中医认为疾病是人体在病因作用和正虚邪凑的条件下,体内出现具有一定发展规律的正邪交争、阴阳失调的全部演变过程,具体表现为若干特定的症状和各阶段相应的证候。

中医对疾病的诊断,主要靠四诊所得的症状和体征来思维判断能诊断某种病名的一组症状和体征,通常称谓病候,所以病候即是某种病名的诊断标准或诊断要点。

证名，是一种证候的诊断名称。证名是反映疾病全过程中某一阶段的本质或内部联系，它是由病因、病位、病势、病性、病机等因素综合和抽象而成的。

证候，是一种证名（或证型）相关或相应的症状和体征，也可以说是诊断或判定证名（或证型）的一组症状和体征，称为该证名的证候，所以证候即是证名的诊断标准。

症状，狭义的只指患者感觉到的异常变化或现象，广义的也包括医者检查所得到的疾病现象和体征。'候'，其文字原意有看、望，或标志、现象等。候与症字复用，就更能加重了广义症状的含义，既有患者的自觉症状，又有医者观察到的疾病现象或体征。"

1993 年，国家中医药管理局医政司颁布《中医病证分类编码》，在"中医病证分类编码说明"中指出"中医对病、证的命名是建立在中医理论基础上，由中医学术特点所决定的。中医病名命名方法有以病因（中暑、伤寒、惊悸），病理（痰饮、白内障），病机（中风、痹）为依据的；有以病理加病位（肺痈、乳痈），还有病机加病位（胸痹、肺痿），时令（秋燥、冬温），比喻（羊癫疯、鹅口疮）为依据的；有以症状（如咳嗽、呕吐、盗汗等）、证候（如厥证、闭证、脱证等）为依据的"。

（二）四诊

新中国成立后，望诊、闻诊、问诊、切诊作为中医名词术语，与其相对应的操作逐渐规范化。如《中医诊断学》教材中对四诊的定义："望诊，是对患者神、色、形、态、五官、舌象及分泌物、排泄物等进行有目的的观察，以了解病情，测知脏腑病变。闻诊，是从患者语言、呼吸等声音及由患者体内排出的气味以辨别内在的病情。问诊，是通过对患者或者其家属的询问，可以得知患者平时的健康状态、发病原因、病情经过和患者平时的自觉症状等。切诊，是诊察患者的脉候和身体其他部位的情况，以测知体内体外一切变化的情况。"

如《中医大辞典》："望诊，四诊之一。运用视觉观察患者的神色、形态、舌象、大小便和其他排泄物，以了解健康状况，测知病情的方法，对小儿还包括诊指纹。《灵枢·本脏》：视其外应，以知其内脏，则知所病矣。中医理论认为，人体外部，尤其是面部、舌体等与脏腑的关系最密切，局部病变可以影响全身，而体内气血、脏腑、经络等的病理变化，必然会在体表相应部位反映出来，望诊为四诊之首，有'望而知之谓之神'之说。""闻诊包括听声音和嗅气味两方面，前者凭听觉了解患者的语言、呼吸、咳嗽等声音；后者凭嗅觉分辨患者病体散发的及其排泄物的气味。作为四诊中的一个方面。""问诊，《素问·三部九候论》：必审问其所始病，与今之所方病，而后各切循其脉。《素问·疏五过论》：凡欲诊病者，必问饮食居处。后世医家将问诊主要内容归纳为十问，编有十问歌，简便易记。""切诊，四诊之一。分脉诊及触诊两部分，这是运用指端的触觉，在病者一定的部位进行触摸按压的检查方法。脉诊常取病人腕关节后的桡动脉搏动处。'触诊'是对患者的皮肤、胸腹及病痛的部位进行触摸按压，从而测知局部冷热、软硬、压痛、色块或其他异常的变化。"

2021年11月26日，国家市场监督管理总局（国家标准化管理委员会）发布了《中医四诊操作规范 第1部分：望诊》《中医四诊操作规范 第2部分：闻诊》《中医四诊操作规范 第3部分：问诊》《中医四诊操作规范 第4部分：切诊》4项推荐性国家标准。

（三）逐步建立中医病证诊治规范

由国家中医药管理局、中华中医药学会主导的中医病证诊治规范也在各方推动下逐步建立。

1988年，国家中医药管理局医政司颁布《中医内外妇儿科病证诊断疗效标准》第一辑（试行），共81个病证，包括内科病证21个、外科病证25个、妇科病证10个、儿科病证25个。

国家中医药管理局医政司于1990年颁布《中医内科急症诊疗规范》第一辑（试行），包括中风病、外感高热、心痛、血证、厥脱、胃痛等6个病证的中医急症诊疗规范，自同年7月1日起于全国各级各类中医医院试行，于次年总结试行工作，对《规范》进行了修订和补充。修订补充后，《规范》对原有的6个病证的诊疗方案进行更为合理的调整，增加了中医急救用药的比重；补充了头风、痹证、风温、肺热、多脏器衰竭等5个急症的诊疗规范，形成了内容更为丰富、实用性更强的《中医内科急症诊疗规范》，于1994年3月1日起在全国各级各类中医医院正式实施。

国家中医药管理局医政司于 1994 年 6 月颁布了《中医内科病证诊断疗效标准》，并规定从 1995 年 1 月 1 日起在全国实施，《标准》明确了感冒、咳嗽、风温肺热病、肺痈、肺痨、咯血等 57 个中医内科病证的主要病证名、主要临床表现、诊断依据、证候分类、疗效评定。

2007 年 6 月，中华中医药学会发布《糖尿病中医防治指南》，包括 15 个病种；2008 年 8 月，发布的《中医内科常见病诊疗指南》，包括 132 个中医内科疾病；同年 11 月发布的《肿瘤中医指南》，包括 21 种肿瘤。2012 年 7 月发布中医外科、妇科、儿科、眼科、耳鼻喉科、皮肤科、肛肠科、骨伤科共 8 个临床专科 229 种常见病诊疗指南标准。至此，中医常见病诊疗指南系列标准共涉及 11 个临床专科 397 个病种，涵盖了中医临床常见的大部分病种，初步形成了中医常见病临床诊疗技术规范体系。

（四）中医学术流派研究

"学派"是今人按照师承与学术特点对古代医家进行划分所使用的专有名词。学派的构成有 3 个基本要素：一是具有中心研究课题，即有围绕一个核心的学术思想，如河间学派主要研究火热病；二是有代表性著作并有相当的影响力，即包含学派内主要成员的著作，且在历史上有重要学术地位；三是具有人才链，这是划分学派的重要标准，每个学派一般有一个创始人或先导者，他的弟子或直接师承或间接私淑，使得这一学派的学术思想和治疗方法有一定共性。

明代医家王纶在《明医杂著·医论》中提出"外感法仲景，内伤法东垣，热病用河间，杂病用丹溪"的观点，已见后世学术流派的划分的雏形。清代纪昀在《四库全书总目提要医家类》提出："儒之门户分于宋，医之门户分于金元。"他认为从金元时代开始，中医学已有按照不同学术见解的划分，逐渐有流派门户之见。民国时期医家谢利恒也曾进行中医学术流派的研究，其在著作《中国医学源流论》提出刘河间学派、李东垣学派、张景岳学派、薛立斋学派、赵献可学派、李士材学派、伤寒学学派七大流派。

1957 年，调入北京中医学院工作的中医大家任应秋认为，要想造就大批高级中医人才，必须学习百家之长，故其力主增加中医各家学说课程，于是集前贤的理论成果及自身经验，于 1960 年编写了授课教材《各家学说和医案选讲义》，介绍历代著名医学家的学术思想与经验，并附以医案验证，受到北京中医学院学生的普遍好评，后卫生部批准"中医各家学说"正式成为高等院校本科大学生的必修课程。1961年任应秋主编第一版《中医各家学说及医案选讲义（宋元明清）》，介绍了钱乙、许叔微、陈自明等22位医家的学术贡献，并撷录其医案进行分析。

1962年，任应秋对《中医各家学说及医案选讲义（宋元明清）》进行了全面修订，1964年全国高等中医院校二版统编教材《中医各家学说讲义》问世，增写总论，在总论中系统分析了中医学理论体系的形成与发展历程，概述了各家学说的源流、演变与发展，认为在中医学发展史上存在四大学术流派，分别是河间学派、易水学派、伤寒学派和温热学派，并指出以刘完素为代表河间学派衍生了《黄帝内经》六气病机学说，主要研究火热证之病机与治疗；以张元素为首的易水学派以脏腑证候的病机及治疗作为研究课题，取得成就而自成一派；伤寒学派各家争鸣，都在为探索《伤寒论》理法、提高临床疗效作出贡献；温热学派对《黄帝内经》的营卫气血理论结合温热病的特点进行了精辟的阐发，同时也发展了《伤寒论》有关温病的范围与内容，对原有的中医学体系进行了补充。在各论中介绍的医家的时代范围扩大为由唐代至清代，从原来的22人增加至39人，附医家原著节选共74篇。

1980年，由任应秋为主编的全国高等中医院校四版统编教材《中医各家学说》出版，教材分上、中、下三篇，上篇论述"医学流派"，在第一章"总论"中，任应秋认为既往"医之门户分于金元"的观点具有片面性，其实远在春秋战国时期，中医学术流派的产生已见端倪，其理由如下："（第一）东周社会由于兼并战争而发生大变化，宗族制度在破坏，家族制度在兴起。在兴起的经济基础上，反映出创造性的学术思想……（第二）中国文化的学术流派，远在春秋战国时期，随着社会的变革，文化的积累，便逐渐成长和发展起来。（第三）战国时期已经出现了扁鹊等著名的大医学家，并出现了托名黄帝，带有总结性的医学巨著《内经》，这时产生医学流派，是理所当然的。（第四）或谓凡一学派之成立，必有其内在的联系，否则，便无学派之可言。此说诚是也，所谓内在联系，不外两端：一者，师门授受，或亲炙，或私淑，各承其说而光大之。一者，学术见解之不一致，各张其立说，影响于人。就师承言……扁鹊的医术授自长桑君，而扁鹊的学生，又有子阳、子豹二人，均见于传中……以上说明祖国医学的师承脉络，自周迄汉，尚有足资征信的。（第五）至于学术见解之不一致，各有发挥，在古医经中屡见不鲜……在（《内经》）七篇大论中，还有五运的三阴三阳，六气的三阴三阳，为什么三阴三阳有种种不同的说法呢？此无它，《内经》本非一人所作，而是综合多数医学家的产物，宜其百家争鸣，其说不一矣。"基于上述五点理由，任应秋认为在春秋战国时期，中医既有学术争鸣，又有师承授受，已经具备形成学术流派的基本条件。第二章至第八章以医学流派统领各位医家，在二版教材分述的河间、易水、伤寒、温热四大医学流派的基础上，增加了医经、经方、汇通三大医学流派，构成七大中医学术流派，每一流派概说其学术成就，分说流派代表性医家及代表性医论。中篇与下篇涵盖自先秦至民国11个朝代105位医家，反映中医学术研究上的不同方向。中篇侧重基础理论，介绍"基础理论各家学说"，分为脏腑学说、病机学说、诊法学说、治则学说、本草学说、方剂学说六章，汇编历代名医家医著的著名论述；下篇偏重临床，介绍"临床各科各家学说"，分为杂病学说、妇科学说、儿科学说、外科学说、眼科学说、喉科学说六章，精选在临床各科中历代医家在辨证论治上的突出成就加以论述。

1984年，任应秋再次主持了《中医各家学说》第五版教材的编审工作，教材于1986年出版。教材分总论与各论，总论提出中医学术流派形成于汉代以前，"在这一时期，有不同的师承授受关系，又有不同的学术理论见解，出现学术上的争鸣，说明早在汉代以前，就有了产生医学流派的一定条件"。各论分述七大中医学术流派，分别是伤寒学派、河间学派、易水学派、攻邪学派、丹溪学派、温补学派、温病学派，与四版教材的"七大中医学术流派"的分类已有明显差异。各论部分，与四版教材首论"医经学派"不同，五版教材首论伤寒学派，自学派宗师汉代张仲景写成《伤寒杂病论》，后世很多医家专门从事《伤寒论》的研究，形成了医家众多的伤寒学派。后世中医学术流派随历史的发展而产生、发展与演变。在介绍七大中医学术流派的成就后，介绍孙思邈、钱乙、陈子明、廖仲淳等14位未有明显学派倾向但学术上颇有贡献的医家，总结了他们的学术观点。至此，众多学者追随任应秋的步伐对中医学术流派的源流、内涵、发展等方面进行深刻探讨，中医学术流派研究掀起新热潮。

第二节　西医学对"病"的认识源流

一、神灵主义医学模式（spiritualism medical node）时期：超自然病因与原始观念

（一）古埃及时期：灵气、血液与超自然

古埃及人对"健康"的概念十分笼统，生活在尼罗河边的埃及人自然地将气象、河水的变化与人体现象联系起来进行观察，形成了灵气与血液主导的原始体液病理观念。古埃及人认为人体由固体的土和液体的水组成，体温是火，呼吸是气。埃及人相信呼吸决定人的生死，来自空气中的"灵"赋予人活力，红色的血液是生命的象征与希望，埃及人认为当灵气与血液失去平衡时人体就会生病。

最早记录疾病的文学始于古埃及医学文献，其中最著名、最古老的是《卡洪城妇科莎草纸文稿》（*KahunGynaecological Papyrus*）（约公元前 1800 年）、《艾德温·史密斯莎草纸》（*Edwin Smith Papyrus*）（约公元前 1700 年）、《埃珀斯莎草纸文稿》（*Ebers Papyrus*）等。史密斯莎草纸幸存的文本完全由外科病例组成，共 48 例，病例 39、45 和 46 各有一个标题：乳头肿瘤、乳房隆起性肿瘤及乳头脓肿。身体、器官、组织损伤被认为是肿瘤，其实是一种臆测。分析草纸文可以发现，埃及人已有初步的生理知识，如认识到了心脏并将此作为脉管的中心。埃伯草纸文记录："了解心脏及其运动的知识，通过脉管将心脏与身体其他部分连接起来。"脉管不光与血液有关，而且也是空气、水、黏液、精液及其他分泌物的传递媒介。

在以神祇为主的宗教疗法和超自然反应的魔法中，医师、祭司和法师没有很明确的分工。一般非外伤的疾病，通常被认为是邪灵作祟，因此经常寻求祭司协助除灵，昆虫咬伤则多半求助于魔法。

（二）古印度时期：三病素

印度传统医学体系又称阿输吠陀或阿育吠陀（Ayurveda）。阿育吠陀医学的两本主要著作是《妙闻（本）集》（*Sushruta Samhita*）和《遮罗迦（本）集》（*Charaka Samhita*）。这两本书认为，人的健康和疾病并非命中注定，可以通过自身努力来延长寿命。

《妙闻集》大约成书于公元前五百年，书中第1卷第15章关于液体原素组织、排泄物的内容，体现了印度人的人体生理学思想，以及阿输吠陀理论体系的框架模式。"液体原素"是指风、胆汁和痰三原素。具体解释如下。

体风素（风）：具有运动作用、刺激传达作用、摄食补给作用、分离作用、括约保持作用5种不同的特性，以维持身体健康。

胆汁素（胆）：具有赋予乳糜赤色作用、消化食物作用、赋予精力与健康色作用、产生智力作用及保持体温5种不同的功能。通过火的作用，以资身体之保健。

黏液素（痰）：具有关节联接作用、使身体滑泽的作用、愈创作用、使身体肥满的作用、赋予力与强韧性作用5种不同的特性。依靠水的作用，以助身体之健康。

印度人相信上述3种要素也可反映出人的性格特征，"风衰减时，表现为运动不活泼、寡言、忧郁、意识朦胧。胆汁素衰减时，表现为体温低下，消化力变弱，因而皮肤丧失光泽。黏液素衰减时，表现为皮肤干枯，感到体内如火燃烧，有胃及其他（胸、颈、头）黏液素寓居之所的空虚之感，关节松弛，渴，衰弱以致失眠"。

《妙闻集》还有专章讨论"可治、不可治鉴别法"，将疾病分为"可治性疾病""轻减性疾病"和"不可治性疾病"3种。并在书中指出疾病分为适宜内科治疗与外科治疗两类，将造成精神与肉体之"苦"的归于3种病因：依内、依外和依天。此3种之苦可导致7种病，这7种病由生殖力、胎育力、病素力、外伤力、时力、超自然力、自然力共7种力引发。疾病之根源归终还是回归到"风""胆汁"和"痰"的不平衡与变化。这3种体液，又被称为"三毒"（three poisons）或"三病"，造成7种疾病，即风性、胆汁性、性、风与胆汁和合性、风与痰和合性、痰与胆汁和合性、三液聚合性。通常的治疗措施包括药物治疗、特殊食物疗法、适当运动。《妙闻集》指出："不知每种食物之实质、味、性质、效能、消化状态的医师，则不能维持健康者的健康，医治疾病者的疾病。"

《遮罗迦集》的写作时间大概在公元前400年至公元前200年，其"病理部"叙述了疾病的症状、特征和诊断，第1卷第9章"关于医疗的四柱"中论述："疾病，乃病素之不均衡；其均衡状态，称为正常（健康）。健康即是幸福，疾病只是不幸。"

印度医学的基础是3种体液的平衡，身体是健康还是得病取决于整个身体系统是否处于平衡状态，包括体内各部分是否相互平衡。内在的和外来的因素都可能破坏自然的平衡，进而导致疾病。失衡可以由偏食、不良习惯和无视健康的生活规律而引起。同时，季节反常、不正确的运动、感觉器官的不当应用及身心的不良作用也会打乱现有的正常平衡状态。

二、自然哲学医学模式（nature philosophical medical mode）时期：从超自然说到四元素说、四体液说

（一）古希腊时期

1. 疾病神定

古希腊文献记载，阿波罗的儿子阿斯克勒庇俄斯（Asklepios，即拉丁文 Aesculapius）是希腊的医神，他的一群女儿都十分热爱医学，特别是许革亚（Hygieia）和帕那刻亚（Panacea）。阿斯克勒庇俄斯和女儿们都是与天地共存的神，会在古希腊圣殿或寺庙内为患者诊断、治疗，位于希腊古镇埃皮达鲁斯（Epidaurus）的阿斯克勒庇俄斯神庙就是医神的诊所。医神及其追随者为医学的发展作了杰出贡献，他们是作为天神而非病理学家，得以在医学上名垂青史。因此，希腊医学的起源有所不同，它很少基于之前的实践。埃及和美索不达米亚平原的医学理念与临床实践，只有巫师才配拥有。巫师，即"医学祭司"，是指那些迷信且受神魔指引的人。人们一旦受疾病困扰，就会向巫师寻求援助，而巫师诊治的方法却是用贡品祭祀神魔来平息他们的怒气。在早期，希腊的医学界比埃及和巴比伦的医学界更坚信疾病是由神的行为、意志引起的。

2. 四元素失衡致病

在包括哲学、逻辑学、"科学"在内的希腊文化全面发展时期，从医者初步形成了一套从思想到实践的体系，这套不成熟的体系竟与三千年后的病理学原理有着相似之处。若干世纪后，希腊医师逐步将专属于神的诊断和治疗疾病的权力移交到人身上。对古代希腊医学的产生与医学理论形成有着重大影响的是希腊自然哲学思想中"四元素说"，代表人物是公元前 5 世纪克罗顿的阿尔克迈翁（Alemaeon of Croton）和公元前 490 至公元前 430 年的恩培多克勒（Empedocles）。阿尔克迈翁第一次提出了"和谐"（isonomia）的概念，认为人体内的各种对立因素需要到达一种平衡，这样才能保持健康。阿尔克迈翁认为"人体大多数事物都是成对出现的"，保持健康就是要维护几种力量的和谐——湿与干、冷与热、苦与甜等，当它们之中某一力量成为主宰时就会产生疾病，因为任何一方占据主导都具有破坏性。疾病的原因是过冷或过热：营养过剩或不足时将出现这种情况，过冷或过热常产生于血液、脊髓或大脑之中。疾病可能来自外在的原因，来自水的质量、当地环境、过于劳累或受到折磨。另一方面，健康是这些对立因素和谐地混合在一起的状态。这种疾病观在医学史上具有重大的转折意义，之前的哲学家们将疾病视作某种外来的实体，然而阿尔克迈翁拒斥了这种实体，他将疾病视作人体所出现的紊乱，从而使疾病从一种实体变成了一种失调的状态。他认为疾病是自然的一部分，和宇宙中其他事物一样，遵循同样的自然规律。阿尔克迈翁的对立与和谐思想对后来的医学和科学产生了重要的影响。其所提出的 4 种对立性质，即冷、热、干、湿，后来成了人体乃至宇宙所有事物之基本属性，成了希腊医学和科学之基础。可以不夸张地说，不理解阿尔克迈翁的对立与和谐思想，就不可能真正地理解古希腊医学和科学。恩培多克拉著有《论自然》和《医论》，提出万物由"水、土、火、气"四元素构成，并通过"爱"或"恨"影响这 4 种元素的结合或分离。宇宙的"四元论"影响到古希腊医学发展。

3. 四体液失衡致病

随着波斯帝国的衰退，希腊文化进入昌盛期，人们习惯性地把很多医学著作归功于生活在这一时期的希腊科斯岛（Ros）名医希波克拉底（Hippocrates，约公元前 460 年至公元前 370 年）。他是一个神话般的人物，一直被称为"医学之父"。现代逐步将希波克拉底的个人理念从科斯学派（Coan school）的整体信念中区分开来，但习惯仍将科斯学派的整体著作称为《希波克拉底文集》（*Hippocratic Collection*）。随着希波克拉底学派开始医疗的科学研究，医学逐步与巫术和神魔论划清界限。而患者或患者家属，无论贫富，都习惯把如乳腺癌和静脉曲张的黏土模型放在埃皮达鲁斯的阿斯克勒庇俄斯神庙的祭坛上，祈祷超自然的魔法能治愈他们的疾病。希波克拉底学派的学者们提出了一套迅速成为医学理论主流的关于疾病的机械理论，这套理论就是后世人所熟知的体液病理学。

体液病理学在科斯学派的推动、发展下，采用哲学理论的基本概念，提出希腊哲学中的 4 个基本元素——空气、水、火和土，以及物质的 4 种状态——潮湿、寒冷、温暖和干燥。学者们发现在人体体液中有 4 种类似的物质，即"血液"湿热如空气，"黏液"湿寒似水，"黄胆汁"热类火，"黑胆汁"寒像土。而且，这些体液的来源是非常明确的，即血液源于心脏，黏液源于大脑，黄胆汁源于肝，黑胆汁源于脾。4 种体液的平衡是健康的基础，而体液系统紊乱则导致疾病发生。如人体的任何部位一旦排出源于头部的多余黏液，就有可能引起肺结核、腹部水肿、肠道痢疾或痔疮等。在希波克拉底提出的发病原理中，黏膜炎和流动性强的黏液起了重要作用。

希波克拉底告诫学生，这 4 种体液或要素"决定了人体的性质。人或由此感到痛苦，或赢得健康。当这些要素的量和能互相适当结合并且充分混合时，人体便处于完全健康状态。当这些要素之一太少或过多，或分离出来不与其他要素化合时，人体便感到痛苦"。按照四体液学说理论，病就是体液失衡的结果，通过治疗调整体液比例达到新的平衡点，使人体重新恢复健康。体液失调的概念最早描述了疾病的性质，体液失调的类型或多或少与环境影响有关。理论上，黏液失调多发生在冬天，血液失调多发生在春天，而黄胆汁和黑胆汁性体液失调多发生在夏季和秋季。因此，"流行病"原是指在特定时间、特定地点发生的某种疾病，而不是指会扩散传染的疾病。

根据希波克拉底提出的医学理论，疾病的发生大多有 3 个阶段，第一阶段是形成期；第二阶段是成熟期，也可称为"消化期"，身体对这种改变产生发热等反应；第三阶段是危险期，这阶段的医治方法是消除疾病引起的多余体液或异常体液混合物。希波克拉底学说已经在人们心中根深蒂固，因此，他们相信疾病的某些症状，如发热只不过是机体通过自我调节体液温度来保持身体健康的方式。其他如咳嗽、呕吐、腹泻、出汗、溃疡等症状，其实是身体通过自我调节将体内多余体液排出的过程。如果机体无法顺利地排出多余体液，死亡可能就会随之发生。

四体液病理学说是建立在希腊医师对流行病的观察和临床实践的基础上，并受到希腊哲学关注人与自然统一的思想影响。希波克拉底学派的特点注重考察气候、空气、土壤、水质、居住环境和条件对健康的影响，强调预防，提倡卫生。体液学说理论体现了希腊医学的整体观思想。健康既是身体内部的整体平衡，又是人与自然和谐的结果，在此思想框架下形成的医学方法是自然治愈法。因此，希波克拉底派医师的治疗方法是由内而外调动自然疗能，采用强壮、饮食、体育、精神、空气、淋浴和按摩等自然力的疗法。借助药物通过泻、催、吐、利下和放血的手段平衡体内体液，去除病态物质。

4. 解剖学萌芽

希腊化时代，解剖学萌芽。公元前331年，高加米拉战役爆发，亚历山大击败波斯国王夺取巴比伦，希腊医学在希波克拉底后，医学中心转向亚历山大利亚并在此时达到巅峰。公元前323年，亚历山大病逝，从此古希腊历史结束，希腊化时代开始。

希腊化时代，学术中心为亚历山大利亚城。亚历山大利亚城是古希腊医学摇篮。赫罗菲拉斯（Herophilus）和伊雷西斯垂都斯（Erasistratus），这两位古希腊后期最杰出的医学家，开始对人体解剖结构和生理功能进行研究。赫罗菲拉斯是第一个解剖人体的学者，他视解剖学为科学，不断尝试在机体结构与疾病间建立联系。与他同时代的伊雷西斯垂都斯，与其说是解剖学家，不如说是生理学家。他们虽然缺乏完整的解剖学和生理学知识，但仍试图通过观察形态变化来解释疾病。因此，他们被认为是解剖学的鼻祖。他们在第一次大规模解剖研究中，不仅解剖了尸体，还做了活体解剖。伊雷西斯垂都斯主要兴趣在探索人体各器官具体运动和机制上，以机械论语言描述人体功能；率先发现胃是消化器官，肝脏是造血器官，肝硬化会导致腹腔积液；静脉与动脉都起源于心脏并记录心脏结构。两人对解剖学及生理学的贡献被认为是亚历山大利亚医学最辉煌的两盏明灯。

（二）古罗马时期

古罗马时期，盖伦继承并弘扬体液学说，解剖学逐渐发展。公元前 4 世纪，希腊文化在西方世界占据主体地位，马其顿王国继续扩展的同时，罗马帝国迅速崛起，到公元前 2 世纪，罗马大举向东扩张，希腊被并入罗马版图，希腊文明逐渐衰退。希腊文化特别是医学上的贡献对罗马人影响深刻，希腊医学传统在罗马文明中备受重视，医学在古罗马时期也得到广泛发展。如今，唯一留存在世的古罗马医学文献是《罗马医学百科全书》作者塞尔苏斯（Aulus Cornelius Celsus）所著的《医学论》（De Medicina）。塞尔苏斯在书中提到"身体内部器官也会有病痛的时候，若对人体一无所知，医师又怎能治疗患者呢？因此，解剖死尸并检查其内脏和肠道功能，显然十分必要。希罗菲勒斯和埃拉西斯特拉图斯解剖从监狱里提出来的活生生的犯人，他们在犯人还呼吸的情况下，观察其选取样本的位置、颜色、形状、大小、硬度、柔软性、平滑性、相关关系等。在解剖过程中，他们密切留意机体的变化。当时的亚历山大人普遍认为这是研究人体解剖的最好方法。因为，一旦病痛在体内发作，除非患者自己说得清楚到底是哪个部位不舒服，否则医生无法对症下药。同理，一个对人体结构知之甚少的医生又怎能胜任救死扶伤的工作？解剖后，倘若尸体内脏有伤口的存在，而解剖者却无法分辨内脏上的哪一部分是健康的，哪一部分又是受损的，他必定无法医治受损部位。只有对人体器官的位置、形状和大小都非常熟悉的医师才有可能使患者痊愈"。此外，塞尔苏斯还概括了炎症的临床表现，包括红肿、热痛，这一基本理念被应用至今，成为每位医学生熟知的基本概念。

罗马时代医学领军人物、古希腊以来医学集大成者是盖伦（Claudius Galenus）。盖伦坚决捍卫希波克拉底医学学派，在继承其医学理论基础上发展了自己的理论。由于希腊禁止人体解剖，盖伦只能通过解剖与人类结构类似的猕猴等动物推测人体构造。盖伦通过观察患者的症状，并将其与猩猩、猪的解剖知识巧妙地结合在一起，据此猜测人体患病时特有的异常反应。盖伦相信"大自然不制造无用之物"，人体的任何构造都有其特殊功能，这也是这些构造存在的理由。盖伦认为研究疾病需要根植于解剖，对身体精细构造有充分的认识，以此作为认识疾病的基础。他将疾病分为两类：①简单或初级疾病；②器官性疾病。盖伦信奉并继承了希波克拉底的四体液学术思想，并将之发扬光大。对心脏和骨髓做了深入研究，发现动脉是送血的并且动脉与心脏运动直接相关。盖伦无疑是发现心脏与血液流动关系最早学者之一，发展了解剖和器官生理学理论。盖伦提出了"三灵气"学说，即"自然灵气""生命灵气""动物灵气"，并以此解释人体生理机制。盖伦将人体看作是植物、动物、灵魂3种气分布的地方，即人体3个主要器官——肝、心脏、脑，以及3种管——静脉、动脉与神经。虽然以"灵气"为核心思想的医学理论，现在看来是明显错误的，并长期阻碍了外科学发展，但盖伦对人体的思考是理性的，与原始、神秘的巫医有着本质区别。

盖伦的病理学观点和发现主要在《论疾病定位》(*Seats of Disease*)、《论异常肿瘤》(*Abnormal Tumors*)、《论治疗方法——致格劳孔》(*Therapeutic Method-addressed to Glaucon*)、《论自然机能》(*Natural Faculties*)和《论各部位的疾病》(*Parts Affected*)等著作中。《论疾病定位》是关于各部位病理和诊断的长篇著作；《论异常肿瘤》简短但非常重要；《论治疗方法》探讨了不同疾病的本质和治疗方法，这本书很快成为病理学及治疗学的教科书；《论自然机能》是一篇生理学文章，其中频繁提及生理异常；《论各部位疾病》顾名思义，是一本关于特殊病理学和病理生理学的参考书。

盖伦的病因学理念都是基于他提出的"呈递"(presentation)和"黏附"(adhesion)概念。当到达某个器官的液体种类合适、份量适中时，它们会黏附在器官上并被充分利用。肠道内液体的正常消化和吸收就是一个很好的例子，人体内呈递和黏附失衡会导致疾病的发生。一旦消化道拒绝接受呈递到此的食物，即不允许"黏附"，呕吐就会发生。据此，他将水肿解释为体腔和皮下组织中充满液体的一种疾病，事实上盖伦对水肿的总体和外部特征的观察丝毫不亚于现代医学。他认为组织水分过多是因为呈递到那一部分的液体太稀，不能黏附并转变成组织液，因此很容易从身体的具体部位流走。

盖伦认为疾病是由体液和"灵气"(pneumatic)控制的，而炎症的发生是因为体液在感染部位的过度累积。当体液持续滞留，除了发生塞尔苏斯所说的四大症状——红、肿、热、痛外，盖伦认为还会出现第5种——功能丧失，紧接着是血清渗出和化脓，之后则可能发生普遍性溃烂（败血症）。坏疽是重度炎症，盖伦敏锐地指出，如果腿部发生坏疽，那么相应的动脉就不再具有渗透性。若是盖伦对炎症的研究到此为止，结果将百利而无一害，但他坚持运用体液学说的所有观点，导致长期、恶劣的影响。盖伦盲目地崇拜他的老师希波克拉底，极力主张"煎煮（coction）"或化脓是伤口愈合过程的重要环节。几个世纪后的迂腐信徒，特别是阿拉伯人，为了追随盖伦和希波克拉底的理论，不是让过程自然发生而是想方设法促成化脓，以致于后来竟出现了"化脓有益"的观点，这是医学发展史上最有害的概念。

另一方面，盖伦能从患者的外部症状判断出体内炎症的存在，这在当时是非常厉害的。他不仅能从尿液中检测出脓液，还能依据脓液状态推断病源的所在。他断定，如果脓液悬浮成膜状，炎症就有可能来自膀胱；如果脓液与尿液能够混合，炎症应该是来自肾或输尿管。通过活体动物肾的大量实验，盖伦对泌尿系统非常熟悉。他未能十分明确地区分出导致尿量增加或减少的肾炎，但比较了解结石引起的肾炎。他发现膀胱的结石往往来自肾，而且这个过程可能会引起剧烈疼痛。他还猜测泌尿系统结石和关节痛风之间具有相似性。

对于发热，盖伦做了详细的症状学分类。为此，他提出了一个推测性的体液病因，明确地区分了持续热和间歇热，以及黏液、黄胆汁、黑胆汁在每日热、间日热、四日热中的特异作用。

盖伦对肿瘤的分类特别感兴趣，他的"肿瘤分类法"在文艺复兴后的很长一段时间仍被奉为经典。他将肿瘤分成三类，即第一类包括所有正常生理性的肿胀，如青春期的乳房和妊娠期的子宫；第二类是继发性肿瘤、损伤后的再生过程，如创伤后瘢痕的形成；第三类也是最大一类肿瘤，包括我们现在所说的肿瘤，也包括很多炎症损伤、局部水肿、坏疽、囊肿和其他感染（盖伦并不能确定它们的本质）。古希腊人基本上是根据溃疡的恶性程度来区分硬癌、肉瘤和癌。他们认为黑胆汁是所有癌症的成因，盖伦声称自己通过反复观察发现性格忧郁的女性比性格乐观的女性更易患癌症，而且身体上黑胆汁较多的部位，如脸、嘴唇和乳腺更倾向于长肿瘤。刺激性胆汁导致恶性溃疡，而温和的胆汁则引起隐匿肿瘤，也就是非溃疡肿瘤。他并不了解肿瘤，但竟也不怀疑肿瘤转移的现象。

盖伦学说被中世纪西方奉为经典，将希波克拉底创立的医学体系发展到前所未有的辉煌，最终奠定了它在西方医学界的主导地位，之后的西方医学就是沿着盖伦思路发展起来的。盖伦的成就，使西方古代医学达到巅峰。

三、承前启后

（一）黑暗时代：古代医学得到保存和发展

罗马帝国走向衰败、希腊古文化日趋衰落，逐渐被宗教文化所淹没。盖伦的著作、思想被后继者以僵化的方式接受并传承。受宗教影响，神学渗透到一切学科，人们开始认为疾病是神对恶者的惩罚，医学由僧侣掌握，只有他们懂得拉丁语，保存了一些古代传下来的医药知识，他们为患者看病、替患者祈祷，形成所谓"寺院医学"，把治愈与"神圣的奇迹"联系在一起，严重阻碍了医学的发展，古典医学文化的核心精神逐渐消逝。加上骇人听闻的"黑死病"（鼠疫）及恐怖的麻风病等传染病的出现，这段长达数千年的岁月被称作"黑暗时代"。

这一时期，拜占庭医学和阿拉伯医学，成为黑暗中的明灯。拜占庭医学是古希腊医学的一个分支，是阿拉伯医学的基础。拜占庭医学家多是医学百科全书编纂者，他们收集了古代医学上丰富的遗产，并加以系统化。阿拉伯医学是中世纪时伊斯兰地区用阿拉伯文汇集的医学，保存和发展了古代医学，大量希腊医学书籍被翻译成阿拉伯文，成为希腊及罗马古典医学的继承者和欧亚医学桥梁。同时阿拉伯医学在化学、药物学和制备药物技艺方面很有成就。阿维森纳（Avicenna）是优秀代表之一，他在中世纪与希波克拉底和盖伦并称为医学界三位鼻祖。其代表作《医典》（*The Canon of Medicine*）显示了他对症状学及药理学的惊人知识，被列为医学史上第三座里程碑。《医典》的理论基础是希腊"四体液学说"，该书详尽论述了疾病的起因、症状、诊断及环境对疾病的影响等问题。阿维森纳在书中描述了糖尿病的症状，并提出肺结核会使糖尿病的病情变得更加复杂。他还解释了结核病的传染性；对鼠疫、麻疹、天花、血吸虫、肋膜炎等传染病有了一定程度的认识；论述了排泄物检查的意义和实验过程。古希腊医师认为伤口化脓是正常现象，阿维森纳反对此说，用酒精消毒伤口，使以往经久不愈的伤口能在几天内愈合。阿拉伯医师首先使用手术麻醉，他们将海绵放入鸦片、颠茄液中浸泡，然后放在阳光下晒干，用时再浸湿后让患者闻，待患者沉睡后再动手术。此方法传到欧洲后，一直使用到18世纪。

　　在中世纪宗教束缚下，医学从僧侣转向世俗的学者形成了萨勒诺学派，建立了最早的医学院校——萨勒诺（Salerno），为后期医学教育提供了经验，为文艺复兴后医学革命奠定了基础。萨勒诺医学院确立的五年制医学教育一直沿用至今。中世纪欧洲，流行病猖獗，以鼠疫、麻风和梅毒为盛。为了阻止传染病蔓延，出现了隔离医院。最终，医学知识积累及医学世俗化，推动了大学医学教育的兴起及医院的出现，但这些学院受到盖伦理论限制，鲜有创举。

（二）文艺复兴时期

1. 解剖学正式建立

　　一千多年医学黑暗时期后将医学彻底唤醒的是 15 世纪开始的意大利文艺复兴。文艺复兴时期可说是近代西方文明的一个转折点，欧洲知识分子不再独尊基督教的观点来诠释世界，思考的焦点从"天上"转到"人间"。这些人文学者受古典希腊科学的影响，强调由人的感知与理性思考去理解自然万物。因此，他们在地理学、天文学、化学、物理学、数学、工程制造及解剖学上，都有许多令人惊艳的发现。所以文艺复兴的科学具备两大特征：一是重视观察与实验记录；二是数学成为研究自然现象的工具。

　　文艺复兴时期最著名的医学成就是建立了人体解剖学。文艺复兴前西方教会反对人体解剖，使人体解剖学裹足不前。推动解剖学革新的不是医生而是一位艺术家——达·芬奇（Leonardo DaVinci）。他对医学的特殊贡献，是其对人体和动物解剖的研究及留下的大批解剖学画稿。他还采用注蜡法，制成人脑室准确塑型，是首位正确描述子宫内胎儿位置和胎膜的科学家。他以一位艺术家特有的精致绘画技巧和准确观察能力，向后人直观地展现了人体的骨骼、肌肉及脏器。这些解剖图谱即使现在看来也是相当准确的。维萨里（Andreas Vesalius）根据直接观察撰写出人体解剖学教科书，是人体解剖学奠基人。他于 1543 年出版的《人体的构造》是解剖学巨著，堪称是一部对医学生、临床医生甚至艺术家都有重大参考价值的书籍。维萨里第一次与盖伦相反地描述了静脉和人类心脏的解剖，驳论了盖伦的错误约两百处，纠正了医学史上诸多误区，这是医学史上伟大革命之一。

　　由达·芬奇和维萨里所开创的人体解剖学，为西方医学打开了一扇大门，让 16 世纪欧洲医学摆脱了古代权威束缚，使医学从以希波克拉底、盖伦学说为主导的旧时代转向了科学探索的医学新征途。

2. 重视疾病症状，系统分类疾病

文艺复兴使古希腊时期以希波克拉底为代表的医学遗产，被遗忘一千多年后再次复兴，带动近代医学的发展，成为近代医学的开端。同时，人文主义者倡导的开拓、创新、反对传统陈规旧习也影响了医学界，涌现出一批具有创新知识的医生。巴拉赛尔苏斯（Hohenhein Paracelsus）是文艺复兴时期最激烈反对古代医学权威的医学家，他在巴塞尔大学任教时当众烧毁阿维森纳著作，表示与中世纪传统医学的决裂。他还是首位不用课堂上流行的拉丁文而用德文讲课的学者，这一创举使医学更易为大众接受。他对癫痫做了重要观察，认为麻痹和语言障碍与头的受伤有关；他敏锐地观察到矿工的肺病，这是对职业病最早的研究；在治疗方面，他提倡应用化学品，提倡鸦片酊剂和酒制浸膏；反对中世纪以来复杂的复方，主张简化处方。他在医药发展上有很大成就，但在理论上没有战胜中世纪神秘主义，即虽然反对希波克拉底气质学说，却相信神创世界。

1567 年，让·费尔内尔《通用医学》（*Universal Medicina*）出版。这本著作分为生理学、病理学和治疗 3 个部分，是最早的系统性描述疾病的书籍，其观念也是当时整个欧洲的医学主流。他区分了疾病的症状和体征，并将疾病分为"一般"和"特殊"。他将一般疾病定义为不确定具体发病部位的疾病（如发热），而特殊疾病是有确定发病部位的。后者又被分为膈上疾病、膈下疾病和体表疾病。他在《病理学》（*Pathologiae Libri*）中描述了疾病的病因、症状和体征，并提出脊髓受压可能是麻痹症的病因（尽管他同时也给出了体液学说的解释）。

（三）17 世纪：实验研究增加，解剖学进一步发展

17 世纪欧洲文化与艺术开始从文艺复兴迈入巴洛克时期。天文学及物理学的进步，间接地影响着医学发展。17 世纪以后由于医学是一门注重观察和实践的学科，度量观念对医学产生了很大影响。最先在医学界使用度量手段的是桑克拖留斯（Sanctoris），他制作了体温计和脉搏计，还制造了一杆大秤。在生活、睡眠、运动、进食及排泄前后，他都称量自己的体重。他发现不排泄时体重也在减轻，认为这是由不易察觉的出汗造成的。这是最早的关于新陈代谢的研究。

17世纪医学最重要的发现莫过于哈维（William Harvey）发现了血液循环及度量、实验的应用，使生命科学开始步入了科学轨道。他证实心脏是血液循环原动力，提出血液循环的正确理论，于1628年发表了名作——《心血运动论》（*Exercitstio anatomica de motu cordis et sanguini s in animalibus*）。哈维的发现无疑是里程碑式的，这一发现使生理学成为一门学科，宣告盖伦在西方医学界长达1400年的统治地位的终结，标志着以实验科学为基础的医学新纪元正式开启。

随着实验的兴起，出现了许多医学科学仪器，17世纪医学的又一重大发现便是显微镜。最早使用显微镜的是伽利略。医学领域中，最早应用生物显微镜的是意大利生物学家马尔皮基（Marcello Malpighi）。哈维去世三四年后，马尔皮基开始用粗制放大镜观察青蛙肺部，发现了呈网状的微细管道，就此发现了毛细血管，进一步完善了哈维血液循环学说，他还观察了肾脏、脾脏、肝脏等组织细微结构。1665年，罗伯特·胡克出版《显微术》（*Micrographia*），首次描述了在显微镜下看到的细胞形态，并将这种结构称为"细胞"。17世纪显微镜的发现及利用，扩宽了人类的视野，把人类的视觉由宏观变为微观，科学家运用显微镜获得了一系列重要发现。

17世纪，物理学、生物学及化学也有了明显进步，传统医学的某些理论便被更新的物理、生物及化学的观点所打破，出现了3个不同学说派别。其一是物理医学派，主张用物理学原理解释一切生命现象和病理现象的医学机械论者、学家和数学家笛卡尔（Rene Descartes）就是代表之一。笛卡尔提出了机械论的宇宙观，认为整个物质世界就如一部精巧的机器遵照着机械和数学的法则在运行。开普勒、波义耳和牛顿则成功地用数学定律解释了物质世界的若干机制。其二是化学派，认为生命现象完全可以解释为化学变化，所有疾病都用化学原理进行解释和治疗。另一派叫活力派，认为生命现象不能受物理或化学支配，而由生命力维持，生命力亦称为活力。该学派认为疾病的原因在于生命力减少，生命力消失，人就会死亡，此派到18世纪更为盛行。

四、生物医学模式（Biomedical mode）时期：建立起以还原论及身心二元论为基础的近代医学

（一）生物医学模式概述

文艺复兴后期，经济的发展推动了医学在内的近代自然科学的迅速发展；哈维创立的血液循环说、莫尔加尼关于疾病的器官定位的研究及魏尔啸创立的细胞病理学等一系列成果为生物医学模式（biomedical mode）的建立奠定了基础。生物医学模式立足于生物科学特别是分子生物学的基础上，注重病因、宿主（人体）与自然环境之间的平衡，强调通过生物医学手段对人体某个器官或系统的病变进行治疗和研究。

对于生物医学模式的内涵，美国罗彻斯特大学精神病学和内科学教授恩格尔（G. L. Engel）给出了这样的定义："今天占据主导性的疾病模式是生物医学模式，分子生物学是其基础性的科学学科。这一模式假定疾病（disease）可以利用可测量的生物学的（身体的）变量标准的偏离来进行完全的解释。在它的构架内没有为病患（illness）的社会、心理和行为维度留下空间。生物医学模式不仅要求将疾病视为一种独立于社会行为的实体，并且要求以身体（生物化学的或神经生理学的）机能失调的过程为基础来解释这种行为偏离。"

生物医学模式建基于两种哲学思想之上，一是还原论。恩格尔认为近代科学的基本原理是由伽利略、牛顿和笛卡尔阐述的，他们思想的一个共同特点是还原论的"分解"（analytical）方式，即主张复杂的现象源于简单的基本原理，认识事物时要先通过孤立的因果链条将实体还原为基本的组成单元，然后通过对基本单元性质的分析和逆向重构来推衍出对整体性质的认知。受这一思维的影响，医学的治疗开始聚焦于对身体生物过程的碎片化分析，而疾病无法实体化的行为和心理因素受到了忽视。二是身心二元论。恩格尔认为医学中的身心二元论源于基督教思想。在基督教教义中，人的灵魂与身体是相互独立的实体，灵魂高贵、完美，身体脆弱、粗鄙。灵魂的完善需要交由教会主导，而身体的修整则可以交给俗世的医生处理。故此，作为现代医学基石的人体解剖学和人体组织学等得以率先发展起来，而精神和心理问题则被逐步排除在医学之外。身心二元论使医学不再关心人的精神领域，而还原论思想又将人碎片化和

机械化了，完整的人就此从近代西方医学的视野中消失。

（二）从器官到组织到细胞，解剖认识深入

1. 器官病理

随着对人体结构的深入了解，有学者发现了若干异常构造，并开始迫切需要了解各种不同疾病的发病机理、发展过程及特殊表现。以意大利解剖学家莫尔加尼（Giowamn Battista Morgagni）为代表的器官病理学，是这一时期的里程碑，莫尔加尼还被后人誉为"病理学之父"。莫尔加尼在学术生涯中解剖了上千例尸体，他放弃了仅对各部位的精确描述，将视线转移至无人探索的领域，即从解剖学角度探索疾病位置和根源。他对人体各部位异常改变进行了系统观察、比较，并于1761年出版了《疾病的位置和原因》一书，准确描述了疾病影响下器官的种种变化。该书收载了几百个病例，其中对不少病例从临床症状、死前情况到尸解发现，都做了详细记录。文艺复兴后，不少人致力于寻找尸体解剖发现与临床症状之间的联系，但只有他系统、深入地进行了这一工作。他用大量的实例有说服力地证明了症状与体内病变的关系，认为大多数疾病位于器官或肌肉的特殊部位，提出"病灶"（symptoms）概念。这一伟大著作彻底推翻了盖伦的体液学说，并以"病理解剖学"理论取而代之成为疾病表症的基础，使人们逐渐接受"疾病是一个以器官为基础的病理变化过程"这一观念。

2. 组织病理

法国大革命结束后拿破仑上台，开启了19世纪前所未有的革命。在医学领域，集中体现在马瑞·弗朗索瓦·泽维尔·比沙（Marie Francois Xavier Bichat）对组织结构的发现。他一生致力于研究组织学，是组织学之父。他将不同组织置于各种物理化学条件下（诸如煮沸、冰冻、腐败、烘干等），用肉眼而非借助显微镜区分出21种不同的组织。他在《普通病理学》（General Pathology）中提到"任何动物都是各种器官的集合……这些其实是由很多各式各样的纹理构成的……正如化学物质有它的基本元素一样……所以解剖学也有它的基本组成，正是这些基本组织构成了器官"。比沙的发现引发了一场医学革命，"组织易受攻击，我们应该从组织层面来考虑疾病，而不再是器官层面"。也就是说，疾病不是以器官为基础的结构异常，而是由大量组织异常引

起的。一种特殊的病变可能是某种特定组织的特征且出现在不同器官，而不是某一种器官的特征，这种观点自此传播开来。1801年，比沙基于以观察为基础的医学原则和医生应该从患者临床治疗中学习的观点，这样写道"即使站在患者的床前写了20年的病情记录……若是没有任何关联性，只提供一系列自相矛盾的症状，会使人感到困惑。其实只需解剖一些尸体，你就会发现眼前的迷雾立马消失，而单靠观察是没有办法解决问题的"。法国哲学家米歇尔·福柯（Michel Foucault）认为比沙这个阐述的提出正是临床病理方法的"开创点"，他评论说："在这一时刻，临床试验被冠以临床病理之名，这是西方医学史上发生剧变的一天。"

3. 细胞病理

19世纪初，光学显微镜技术得到了稳步发展，意大利学者亚米齐成功制造出复合透镜，使各种不同透镜产生的误差大体互补，他又把实物浸泡在液体中从而大大改善了影像。光学显微镜技术的日臻完善，使人们有机会更细致地观察细胞。1831年，英国植物学家布朗对动物的一系列脏器和组织进行了观察，发现了动物细胞的内部构造。德国植物学家施莱登（M. Sehlieden）是细胞学说的建立者之一，他喜欢使用显微镜来观察植物的结构，在担任耶拿大学教授时记录了植物不同部位是由细胞所构成的现象。之后他辨识出布朗所发现的细胞核。1838年施莱登出版《论植物发生》(*On the Development of the Organization in Phaenogamous Plants*)，提出细胞是组成一切植物的基本单位。他明确指出："在每个单独的细胞中都存在着生命，建立起这样的概念是必要的，并应以此作为研究生物整体的基本原则。"德国动物学家施旺在生物学领域贡献巨大，以他名字命名的"施旺细胞"（schwann cell，神经膜细胞）发展了细胞学说。1839年他发表《关于动植物结构和生长相似性的显微镜研究》(*Microscopic Investigations on the Similarity of Structure and Growth of Animals and Plants*)，把施莱登的观点扩大到动物界。施莱登和施旺两人都认为，植物和动物的所有组织、器官都是由细胞组或。动植物的外部形态千差万别，但其内部构造却是统一的。细胞是独立的，自己能生成、生长的单位。

1858年，德国著名的病理学家魏尔啸出版了《细胞病理学》(*Cellular Pathology*)一书。书中对细胞病理学的基本观点进行简明的阐述，他认为所有的细胞均来自原有细胞；所有的疾病是由生命细胞发生自动或被动的紊乱引起的；细胞之所以能发挥其功能，是因为其内部发生的物理和化学过程，显微镜能展现其中的某些变化；细胞结构的反常情况包括正常结构的退化、转化和重复。魏尔啸认为单个细胞的解剖及生理机能会传递给它所有的"子"细胞。魏尔啸在创立细胞病理学的过程中，创造性地将显微技术和细胞学的成果应用于病理形态学研究，使人类对机体结构和疾病形态改变的认识由组织水平深入到细胞层次。

4. 症状、解剖与疾病

18 世纪以前疾病诊断中，强调医生充分运用感官尤其是视觉对患者的临床征象进行细致检查。由于对疾病和特殊脏器了解不够充分，医生对患者的"触诊"，仅仅能了解患者体温变化、皮肤质地变化、是否伴有疼痛；"听诊"仅仅能倾听或辨别体内发出的异常声音，粗糙的方法很难达到对疾病准确定位的目的。19 世纪早期，随着体格检查的出现，解剖学和临床医学开始相互结合。物理诊断包括维也纳的利奥波德·奥恩布鲁格发明的胸腔叩诊法和巴黎的雷奈克发明的听诊法。

奥地利的医生约瑟夫·利奥波德·奥恩布鲁格（Josef Leopold Auenbrugger）应用叩击胸廓的方法探究叩击音变化与胸部疾病的关系，并将临床诊断和病理解剖结果进行对照，于 1761 年发表《新的诊断法》中正式提出叩诊法。同年，在维也纳发表了《用叩诊人体胸廓发现胸腔内部疾病的新方法》。论文发表后，由于守旧派的反驳及打压于 40 多年后才逐渐被接受，并流传至今，成为现代医生必须掌握的基本功。1816 年法国医生雷奈克发明了听诊器，还描述了心脏的各种心音，并精心为各种心音设计了专门的术语，如杂音、啰音等，这些术语一直沿用至今。通过查体，活着的患者的症状可以与解剖学上的变化联系起来了。

19 世纪早期，医生们意识到并不是所有的患者都会表现出某种疾病的所有症状，有些人可能只会表现出一部分症状，而另一些人会表现出所有症状。1825 年，巴黎的路易斯分析了 2000 多例结核病病例，并将死亡率与各种症状的频率及患者的年龄、性别联系起来。据说，早在概率论和统计学等数学工具被充分阐述之前，他就创立了医学统计学。这项技术被他的学生加瓦瑞特进一步系统化。"自然（指健康）"这个词，逐渐被数学层面的"正常"所取代。

1830 年，让·克吕韦耶出版了插图丰富的病理解剖学专著的第一卷。疾病概念的新趋势促进了这项技术的发展，如果一种疾病与解剖学有关，那么它就能以图片形式呈现。病理解剖学一经建立，疾病概念就产生了进一步的转变，即从注重患者的感觉变为注重寻找病变。疾病的名称也发生了变化，如痨病（或肺痨）变为了肺结核。在这一时期，还有几个关于疾病的经典描述，每一个都反映出科学对解剖学的新进关注。这些疾病以发现者的名字命名，并与诊断中的特定器官病变相关，如布赖特肾病、霍奇金病、格雷夫斯病、艾迪森症。

精妙的技术革新将结构在微观及亚微观层面的变化与疾病联系起来。这种方法在我们目前的医学知识体系中普遍存在。医生通过寻找病变来确定患者患的是什么疾病，这些病变可能是解剖学上的改变，可能是化学上的改变（如高血糖），也可能是物理上的改变（如血压升高）。与18世纪相比，一个人生病与否不再取决于是否已经感到不舒服，诊断不再取决于患者的感觉，而是取决于医生的发现。

（二）微生物与疾病

19世纪以前人们对于有机物的腐败及传染病的发病原因了解不多。17世纪的荷兰学者列文虎克在显微镜下观察到一些微小生物，如细菌、螺旋体、滴虫、寄生虫等，但仍处于对观察结果进行客观描述的阶段，并没有进一步研究这些微小生物和人之间的关系。直到19世纪，由于自然科学的一些基本学科不断进步和显微镜技术的逐步改进，研究工作才日益深入。19世纪，对微生物学作出奠基性贡献的学者之一是法国的微生物学家和化学家路易斯·巴斯德。巴斯德用化学研究中的实验方法研究微生物在发酵过程中的作用，这标志着实验微生物学的开始。通过调查和实验分析，巴斯德认为一切细菌都是由已有细菌产生的，从而彻底打破了当时盛行的疾病"自然发生说"。这些成果对医学科学意义重大，为近代消毒提供了科学根据。巴斯德还证明了细菌与疾病之间的联系，并在一些令人印象深刻的公开演示中证明了接种疫苗可以使家畜产生免疫力。外科医生约瑟夫·李斯特将巴斯德的微生物理论应用到了伤口敷料的实践中，他使用石炭酸蓄意"杀死细菌"并封闭伤口。1865年，他成功治疗了一名小男孩的腿部开放性骨折，并于1867年发表在了《柳叶刀》杂志上。虽然对这种杀菌技术的接受程度各不相同，但这一消息传播迅速，宣传了微生

第二章 ＼ 中西医学对『病』的认识源流

99

物理论的实践结果。

1882 年，罗伯特·科赫依靠染色与培养技术的发展，在柏林生理学年会上宣布分离出了结核分枝杆菌，之后，他证明了人类的结核病是由结核分枝杆菌感染所致。科赫在研究结核病的过程中，系统地提出了明确鉴定某种特有微生物是引起某种特定疾病的"科赫法则"（Koch Postulates）。这个判断标准，使疾病的细菌理论发展成为细菌学说。"科赫法则"如下：

（1）这种微生物必须在某种疾病的每个病例中出现，恒定地同该疾病的病理症状有关。

（2）可以从寄主身上分离出这种微生物，并可以在培养基中得到纯培养。

（3）用这种微生物的纯培养接种健康而敏感的寄主，同样的疾病会重复发生。

（4）从试验发病的寄主中能再度分离培养出这种微生物。

现在，满足"科赫法则"仍然是病因学调查的标准之一。1884 年，科赫发现了霍乱弧菌，并成功地找到了霍乱交叉感染的途径和有效的控制方法。

微生物理论将病因由体内器官转移到了外部侵入者，催生了细菌学，确认了显微镜这种工具不仅适用于医学研究，也同样适用于科学研究。用于观察细菌的染色技术也可以应用于组织，促进了解剖学在临床中的应用。病理学对临床医学的重要性被充分接受后，人们就建立了培训与实践的标准，并认可了病理学作为一门独立专业的地位。

巴斯德和科赫提出细菌理论一百年以后，科学界于 1982 年觉醒，在享有声望的《科学》杂志上刊载了一种全新的传染源，被称为朊病毒（朊粒）。斯坦利·普鲁西纳（Stanley Prusiner）以仓鼠为研究样本，他证明了库鲁病和克雅病有一种新的生物学感染机制，这些疾病的病因并不是"非传统的慢病毒"，而是一种异常蛋白，他称之为朊病毒。尽管朊病毒可以自我复制，但其体内并不存在核酸，这一点是不同于其他传统性的感染源，如细菌、病毒、寄生虫和真菌等。疯牛病（BSE）和人类克雅病（克雅二氏病或 vCJD）都是与朊病毒相关的疾病，是蛋白质相关疾病淀粉样变性中的一种。朊病毒的复制是通过将正常蛋白质分子变成危险的蛋白质分子而进行的，即通过将良性分子还原以改变其形状。日益明朗化的一个事实是，朊病毒是一大类疾病的罪魁祸首，包括老年痴呆症、帕金森病、亨廷顿病、2 型糖尿病等。这类疾病都与一个现象有关，即蛋白质折叠异常，凝结成块在不同的组织内形成毒性蓄积，呈现为淀粉样纤维或瘟疫。对于老年痴呆症等神经退行性病变，蛋白质病变会在大脑中蓄积，导致认知障碍；而在 2 型糖尿病患者中，则是在胰脏蓄积。科学家目前正在研究、探索蛋白质折叠异常及异常沉积的原因。

（三）遗传与疾病

1900 年的一场关于国际优先权的争论导致遗传规律被重新发现，这时距奥地利植物学家兼牧师格雷戈尔·孟德尔发表这一规律已过去 30 多年。孟德尔对豌豆的研究是如此完美，以至现在一些历史学家认为他捏造了研究结果。然而，显性和隐性性状的分类和遗传又是说得通的。两年后（1902 年），英国的阿奇博尔德·爱德华·加罗德发现了黑尿症（alcaptonuria），使之成为第一个被证明符合孟德尔定律的人类疾病。突然间，已经被本体论和微生物理论所掩盖的疾病生理学，因为这一全面的观察研究而取得了新进展，你是谁与你得了什么病是有关系的。

19 世纪后期，科学家们就观察到了染色体。托马斯·亨特·摩根于 1904 年研究果蝇时，借助秋水仙碱对有丝分裂的抑制作用，在光学显微镜下观察染色体形态。不久，摩根假设染色体上存在遗传单位，这种遗传单位于 1909 年被命名为"基因"。1910 年，摩根发现了伴性染色体的转运原理，并继续分析了细胞分裂中的染色体互换。伴 X 染色体遗传的概念被应用于某些已知只发生在男孩身上的情况，如肌肉萎缩和血友病。然而，由于当时还没有人知道基因到底是什么，以及它是如何工作的，所以即使是显而易见的东西，也很难用这种新的方式来解释。

研究者们原以为基因可能是蛋白质，但出生于加拿大的奥斯瓦德·艾弗里在 1944 年把人们的注意力引向了脱氧核糖核酸（DNA），认为染色体的脱氧核糖核酸即是基因的物质载体。1945 年，薛定谔发表《生命是什么》，他以量子力学为理论基础，从理论上论证了基因结构的稳定性和突变发生的可能性，首次提出著名的基因大分子假说。这部现代生物物理学的奠定性著作，在现代遗传学界产生了极大影响，是一部"唤起生物学革命的小册子"。薛定谔在书中提出了遗传密码的概念假说。1953 年，詹姆斯·沃森和弗朗西斯·克里克提出双螺旋结构的 DNA 分子结构模型。至此破解遗传密码的问题开始成为生物学界新的中心课题。1957 年，克里克提出遗传中心法则的假说，1958 年，再次发展这一假说。20 世纪 60 年代遗传中心法则被证实。DNA 结构的发现奠定了沃森和克里克的声誉，并将遗传学引入临床医学。科学家能够对 DNA 进行测序，并确定 DNA4 个化学基团（常简称为 A、T、C 和 G）的准确顺序，从而在 1990 年确立了人类基因组计划（HGP），测绘人类基因组图谱。仅仅 10 年后，基因组草图即已完成。

某些患有多种症状的患者所患的疾病现在已经可以简化为染色体异常，甚至是简化为 DNA 中的某个单分子结构被置换，这种置换可以通过某些缺失或被改变的酶来检测。到了 1959 年，先天性异常的人群得到了更密切的关注，他们被按照临床类型归类，并很快就被与染色体或酶的变异联系起来。有些问题在几十年前就已被知晓，其他更不常见的形式也在被积极寻找。事实上，对染色体的描述有时能揭开某些疾病的面纱。杰罗姆·勒琼在 1959 年发现了 21 三体综合征，并指出他的前辈，约翰·朗顿·唐所选用的"蒙古症"一词中所蕴含的种族歧视。很多综合征都曾以临床发现者的名字命名，到了 20 世纪 60 年代，城市和染色体类型取代了人名命名法。

21 世纪的前 10 年是基因组科学全面加速发展的阶段，特别是对肿瘤和致癌基因的发现具有重要的意义。怀疑成人或未出生的胎儿患有某种疾病或有患病的风险时，便可以利用基因检测来发现错误基因。正如克林顿所预言，人类基因组计划之于诊断、预防和治疗的意义在于 DNA 科学被应用于医学。

（四）转化医学：从基础研究到临床实践，再回到基础研究

与转化医学内涵密切相关的术语最早源自《新英格兰医学杂志》（*The New England Journal of Medicine*）于 1968 年 5 月发表的吞噬细胞与实验室–临床界面（Phagocytes and the "bench-bedside interface"），这篇文章通过医学案例揭示了基础研究和临床研究相结合的重要性，认为二者结合可以为研究者提供新的思路和方法，从而促进"实验室和临床之间的转化"。1969 年，Weiss 提出由于存在"生物界与知识的隔阂"，从而造成"目前生物学许多重大问题的解决还不如 50 年前"。而与转化医学相关的概念最早出现于 1996 年美国《生物科学》杂志，麦金尼（McKinney）等用实验室到临床（Bench to Bedside）来阐述药物开发需要基础研究和临床研究之间的沟通交流。

美国科学家沃尔福（Wolf）于 1974 年在《新英格兰医学杂志》第一次阐述了"实验室到临床"，他认为"科学家应该尽快将实验室的研究成果转化成临床运用，临床医师和实验室之间要加强信息交流，要尽快将科技成果从实验室转化到临床（bench to bedside）"，从而奠定了转化医学研究的理论基础。

1993 年，马尔夏恩（Mulshine）等首次在《癌症》（Cancer）杂志提出转化研究（translational research）的概念，认为通过转化研究，分子生物学可以较大改善癌症的预防和治疗策略。

1994 年，美国罗切斯特大学医学院的莫罗（Morrow）等在《癌症》杂志上提出转化科学的概念，在全球第一次提出转化医学研究是一种科学研究。意大利格拉蒂（Geraghty）于 1996 年在《柳叶刀》（Lancet）杂志上提出转化医学（translational medicine）不仅要从实验室到临床，而且还要从临床病床边再回到实验室，也就是"bench to bedside to bench"。从此，转化医学的概念开始在全世界流行。

2002 年，丰塔纳罗萨（Fontanarosa）等对转化研究进行了论述：转化研究是把基础研究产生的新知识、新机制和新技术，转化为预防、诊断和治疗的新药物、新设备和新方法。

2003 年，麦格林（McGlynn）等认为：转化研究是把医学界的基础研究转化为生产力的过程，也就是把一些新的研究成果转化成临床和公共卫生服务的过程；而药学界在这一过程中就是尽快开发出新药，这是医学界研究的起点。同年，美国国立卫生研究院的泽鲁尼（Zerhouni）在《科学》杂志上第一次全面阐述了转化医学是将基础研究的成果转化为有效的临床治疗手段，强调从实验室到病床旁的连接。而马林科拉（Marincola）则认为转化医学是"从实验室到病房"并"从病房回到实验室"的双向通道，即将生物医学的基础研究成果转化成临床诊疗用的技术和产品，并将临床医疗的实际情况反馈给实验室，并进一步开展新的研究。

2008 年多尔蒂（Dougherty）和康韦（Conway）共同提出转化医学的"3T 路线图"，即 Translation1（T1）、Translation2（T2）、Translation3（T3）的 3 个转化阶段。T1 阶段是基础科学研究向临床研究的转化过程，旨在检测出某种干预或措施的治疗作用，如新药研发和验证；T2 阶段是侧重于积累新医学发现对患者有效性的证据，旨在检测能从某种治疗中受益的人群，如新药上市后的临床研究；T3 阶段是实现高质量医药卫生服务，旨在通过检测最有效的干预方法，再由政府通过医药转化系统推广最佳路径，从而实现高质量的医药服务，如大范围临床病例研究、干预成本－效果研究等。T3 路线图的 3 个阶段互相依存，其目的是为改善国家的医疗服务质量，加速医药学创新发现和转化应用的步伐。

2010 年卢比奥（Rubio）等首次提出转化医学研究的内容应扩大到公共卫生防疫领域。2010 年，美国国立医学图书馆（U.S.National Library of Medicine，NLM）推出"转化研究"的主题词。该医学主题词被正式定义为：把实验室研究和临床前研究的科学转化为开展临床试验和人类研究的应用，以提高最佳临床实践的水平。

2012 年，NLM 又把这一词更改为"转化医学研究"，同时把"转化医学""转化医学研究""知识转化""转化医学科学"和"转化研究"等概念都列入该主题词的入口词（同义词），使转化医学研究的入口词增至 20 个。

（五）治疗标准的起源、诞生与补充

1. 治疗标准起源——循证医学（Evidence-based Medicine，EBM）

现在普遍认为，1972 年，英国著名的流行病学家及内科医生阿奇·卡克伦（Archie Cochrane）在《疗效与效益：健康服务中的随机反映》（*Effectiveness And Efficiency: Random Reflections on Health Services*）书中奠定了现代 EBM 思想，他在 1979 年写道："我们没有组织对所有相关的随机对照试验按专业或亚专业进行定期的批判性总结，这无疑是对我们行业的极大批评。"

1990 年，《美国医学会杂志》（*The Journal of the American Medical Association*，JAMA）开辟"临床决策－从理论到实践"专栏，邀请全球著名流行病学家大卫·艾迪（David Eddy）撰写临床决策系列文章并展开讨论。同年，戈登·盖亚特（Gordon Guyatt）将经严格评价后的文献知识用于帮助住院医生作出临床决策，产生了有别于传统的临床决策新模式，并选用"循证医学"（evidence-based medicine）一词描述其特点。该词首先出现在麦克马斯特大学非正式的住院医师培训教材中，并于 1991 年正式发表在美国医师协会期刊俱乐部（American College of Physicians Journal Club）。1992 年，Gordon Guyatt、David L. Sackett 等成立了循证医学工作组（Evidence-Based Medicine Working

Group），对青年医师进行 EBM 培训及撰写系列文章指导 EBM 实践。如在 JAMA 发表《循证医学 医学实践教学的新途径》(*Evidence-based medicine. A new approach to teaching the practice of medicine*) 一文，标志着循证医学正式诞生。

1996 年，大卫·萨基特（David Sackett）在《英国医学杂志》(*British Medical Journal*) 发表文章，定义循证医学是"慎重、准确、明智地应用所能获得的最好研究证据来确定个体患者的治疗措施"。生产和转化高质量证据是循证医学学科的重要任务。纳入合格原始研究，经过系统评价合成的证据是循证医学领域的核心证据基础。早期循证实践聚焦疾病防治，故以随机对照试验（RCT）及其 Meta 分析为最高级别研究证据。2004 年，Gordon Guyatt 和 Andy Oxman 创建证据推荐分级的评估、制订与评价（Grading of Recommendations Assessment, Development and Evaluation, GRADE）工作组，提出证据质量的概念，综合考虑众多因素，以评判针对某一具体问题现有证据是否充分，再作出明确的结论和临床使用推荐。

国际 Cochrane 协作网（Cochrane Collaboration, CC）是国际公认生产高质量系统评价的独立非盈利国际组织，由 Archie Cochrane 的学生与伊恩·查尔默斯（Iain Chalmers）在英国成立，以纪念 EBM 思想的先驱、已故的 Archie Cochrane，在全球循证医学 20 多年发展中起到重要作用。2011 年，世界卫生组织（World Health Organization, WHO）宣布 Cochrane 协作网获得世界卫生大会席位，并作为非政府组织与 WHO 正式建立战略合作伙伴关系，合作项目包括 "WHO 基本药物目录和临床指南制定" 等。

2. 治疗标准诞生——临床实践指南

20 世纪 80 年代以前，经验医学的临床实践模式在医学中发挥重要作用。临床经验主要来源于临床实践，也是建立医学理论的根基，因此，经验医学奠定了医学发展的基础。经验医学遵循"实践 - 认识 - 再实践 - 再认识"的过程，临床医生经过充分的临床实践和严谨的科学方法，总结出高水平的临床经验，认识事物的一般规律，升华为成熟的理论，指导进一步的临床诊治及研究工作，推动了理论医学的不断发展。

1990 年，美国医学科学院（Institute of Medicine, IOM）首次定义了临床实践指南（ clinical practice guidelines），针对特定的临床情况，系统制订帮助医务人员和患者作出恰当处理、决定的指导性建议。1992 年，Gorden Guyatt 在 JAMA 杂志上发表文章提出循证医学的概念，标志着循证医学的诞生、现代医学已经进入了循证医学的时代。同年，"Practice Guideline"被美国国立医学图书馆（The National Library of Medicine，NLM）数据库收录为主题词，并于 2008 年更新。按随机对照研究作出的 Meta 分析站在证据金字塔的顶端，其次是前瞻性随机对照研究，然后是前瞻性非随机对照研究或真实世界数据。依据其研究成果及专家意见制定的"诊疗指南""专家共识""临床路径"等，形成临床决策的指导建议，对疾病的临床诊治及研究工作的标准化起到积极的推动作用，也掀起了医学科学研究浪潮。

"诊疗指南"的制定严格按照循证医学的流程，涉及临床医学和循证医学两方面专家，经过注册、调研、讨论生成初步方案，再经过循证医学文献检索 PICO（population，interventions，comparisons，outcomes）模式，对查阅的大量文献进行 Meta 分析和证据质量分级，最后经多方面的专家评审，在权威杂志发布指南，定时更新。而且国外的临床指南往往由某个具有权威性的机构或学术组织制定，有固定发布网站，免费获取，方便快捷，符合指南的普适性特点。具体的临床指南数据库有美国国立临床诊疗指南数据库（NCG）、英国国家卫生与服务优化研究院（NICE）、苏格兰学院间指南网络（SIGN）、新西兰指南工作组（NZGG）、澳大利亚临床实践指南、国际指南协作网等。2011 年，随着循证医学的发展及其对指南方法学的影响，IOM 更新了临床实践指南的定义：临床指南是基于系统评价的证据和平衡了不同干预措施的利弊，在此基础上形成的能够为患者提供最佳保健服务的推荐意见。目前，指南是循证的、科学的，基于前瞻、客观、大样本、长时间的数据。在澳大利亚，临床实践指南一旦发布，将成为官方临床指引，但不是强制执行，而是医生主动接受并自愿执行。与之不同，也有国家探索通过法律强制实施临床指南的方式。如法国于 1993 年将监管实践指南（RMOs）引入法律，不遵守 RMO 的全科医生及私人诊所医生会被罚款。

3. 治疗标准的补充——专家共识

与指南相比，"专家共识"则缺乏统一的定义。在医学以外更广泛的层面上，国际标准化组织（International Organization for Standardization，ISO）对共识（consensus）有权威且精准的定义，即有关的重要利益相关方对实质性问题没有坚持反对意见，同时按照程序考虑了有关各方的观点并协调了所有争议。达成共识代表普遍同意，但并不意味着全体共识专家一致同意。

国际上达成共识常用的方法主要有德尔菲法、名义群体法、共识会议法及改良德尔菲法，4 种方法达成共识的过程各不相同，其中德尔菲法采用匿名投票，简便易行，但花费时间较长；名义群体法可以面对面进行交流，保证观点的真实性，但话语权较大的参与者可能影响其他人的决策；共识会议法的参与人群广泛，利于观点的产生，但过程缺乏透明性；改良德尔菲法则综合了德尔菲法匿名投票和名义群体法面对面讨论的优势，目前多被共识制订机构采纳，但其过程较为复杂，且耗时较多。

由此可见，指南要比共识具有更好的科学性、透明性和可靠性。因此，GRADE 工作组提出了良好实践主张（Good Practice Statement，GPS），作为专家共识一种新的表达方式被应用到指南中。一般来讲，GPS 常基于间接证据，并未进行正式的质量评估。目前，一份指南文件中可能既包含了作为形成推荐意见的"共识"方法，也包含了作为指导临床实践的"共识"意见（GPS）。一份共识文件中，也应该包含规范的证据检索、评价乃至分级过程。

（六）精准医疗、精准医学(Precision Medicine) 与个体化医疗(Personal Medicine)

因概念的相近，"Personal Medicine" 常与 "Precision Medicine" 混称，中文文献中也有同样的情况。由于译法不同，"medicine" 一词可译为"医疗"或"医学"，故 "Precision Medicine" 有 "精准医疗""精准医学" 两种译名。而 "个体化医疗" 一般指 "Personal Medicine"，"个体化医学" 一般指 "Individualized Medicine"。经过不断地完善和发展，从使用情况来看，自 2015 年，"精准医学" 的使用已远远多于 "精准医疗"，"个体化医疗" 也被 "精准医学" 一词所淘汰。

1. 个体化医疗（ personalized medicine ）

西方医学中，个体化医疗的概念最早于 20 世纪 70 年代提出，相继出现了个体化医学（ individualized medicine ）、个体化治疗（ individualized treatment ）、个体化医疗（ individualized care ）、个体化医疗保健（ individualized health care ）和客户订制治疗（ tailor-made medicine ）。个性化医疗（ personalized medicine ）

一词最早出现于 1999 年，首先是针对肿瘤的靶向治疗，阐述了新技术在预测健康风险、跟踪疾病发展和预测治疗反应方面实现定制化治疗的可能性。个体化医疗的始动因素是人类基因组计划，个体基因遗传特征与临床疾病表型紧密相联，尤其是单核苷酸多态性（single nucleotide polymorphisms，SNPs）的发现对预测个体对药物的反应发挥重要作用，为疾病个体化诊疗提供了科学基础。当前，"个体化医疗"概念的阐述，大多使用美国国立卫生研究院的表述方式，即个体化治疗是将患者的医疗数据、基因信息、表观遗传组学等内容综合起来，基于多种疾病病理，针对性地对疾病实施治疗，形成个体化疾病防控诊疗方案。

许多国家相继启动了国家级的个体化医疗项目，如日本在 2003 年启动了个体化医疗计划（personalized medicine project）；2015 年，奥巴马在美国国会的演讲中提出了"个体化医疗"计划；启动相关计划的国家还有英国、瑞典等。西方的个体化医疗计划的主要研究内容包括建立高质量的生物资源（如疾病易感基因）数据库（Biological Bank）和临床信息数据库。在重大疾病个体化诊疗中的目标旨在发现疾病易感基因和各种药物敏感基因；鉴定特定的分子靶，研发新药或老药新用，提出新的诊疗方案；鉴定可用于预测个体化医疗的重要遗传信息；研究基因 – 环境相互作用，并将之用于疾病的预防；提高药物疗效，降低药物副作用。

2020 年，美国 FDA 的药物评价和研究中心（CDER）批准个性化药物 19 个，约占所有新批准的治疗型分子实体（49 个）的 39%，是自 2018 年以来的最高比例。2020 年，FDA 的生物制品评价和研究中心（CBER）批准了嵌合抗体细胞治疗产品，将基因注入患者自己的细胞来修饰细胞功能，这一批准是这类个性化治疗的一个重大的里程碑。

2. 精准医学 / 精准医疗（precision medicine）

2004 年，《新英格兰医学杂志》所刊载的有关基因检测药物指导的论文中出现了"精准打击"的概念。2007 年，美国莱诺伊·胡德（Leroy Hood）提出"5P"系统生物医学模式，其中一个"P"即"精准"（precision）。2008 年，美国著名学者克莱顿·克里斯坦森（Clayton M. Christensen）提出"精准医疗（Precision Medicine）"，其基本理念是医生通过分子诊断等方法而非依赖经验作出诊疗决策。2011 年，美国国立卫生研究院（NIH）资助并发表了研究报告《迈向精准医疗：建立生物医学研究与疾病新分类的知识网络》，正式提出"精准医疗"概念，并将其与"个体化医疗"都进行了详细解释。报告中指出："精准医学"是指针对每个患者的个体特点，对医疗进行量身定制。它在字面上并不意味着创造一种患者所特有的药物或医疗器械，而是指将个体划分为对某种特定疾病的易感性，对可能发展的那些疾病的生物学和（或）预后，或对某种特定治疗的反应不同的亚群的能力。然后，预防性或治疗性干预可以集中在那些将受益的人身上，为那些不会受益的人节省费用和副作用。尽管"个体化医疗"一词也被用来传达这一含义，但这个术语有时被误解为暗示每个个体都可以设计出独特的治疗方法。

总体来讲，"精准医疗"的概念比"个性化医疗"更为广泛和全面。随着时间的推移，特别是 2009 年以后，医学期刊多用精准医疗来表述新兴的医学模式。为推动精准医疗，美国投入 2.15 亿美元，英国启动"10 万人基因组计划"，法国启动"基因组医疗 2025"，日本、澳大利亚、韩国等也相继启动各自的精准医疗计划。

纵观"精准医疗"概念的提出和演变，其直接源起就是基因组、蛋白组、代谢组等"组学"技术试图从蛋白、分子甚至基因层面找到更精准的"病因"，进而用基因编辑、分子感应、蛋白修饰等更精准的"药物"进行最直接治疗。如是而言，"精准医疗"的概念只不过是现代医学特别是分子生物学发展的产物，与其说是一个革命性专业化医学术语，倒不如说是从微观层面提出的对疾病诊疗要求和方向的生动表述，是一种基于"组学"技术的治疗理念，是对临床诊疗的方法学之再强调。

五、生物 - 心理 - 社会医学模式（Bio-Psycho-Social mode）时期

（一）医学模式概述

医学模式（medical model），即医学观，是某一时期人们对医学的总的看法。在人类历史上，医学模式多次更替，一般认为，人类医学模式的发展主要经历了神灵主义医学模式、自然哲学医学模式、生物医学模式和生物 - 心理 - 社会医学模式 4 个阶段。前文提到，神灵主义医学模式（spiritualism medical mode）主要出现在原始社会及生产力水平低下的时期。生产力的发展使人们开始认识到人体的物质基础和疾病的客观属性。以"体液学说"为代表，体现了自然哲学医学模式（nature philosophical medical mode）时期以朴素唯物论、整体观和心身一元论为基础的哲学思考成为人们处理疾病的方法。而生物医学模式则起源于文艺复兴后期，立足于分子生物学，注重病因、宿主（人体）与自然环境之间的平衡，强调通过生物医学手段对人体某个器官或系统的病变进行治疗和研究。

（二）生物－心理－社会医学模式的诞生

尽管生物医学模式带来了医学的空前进步，特别是抗生素的发明和推广使传染病得到有效控制，人的平均期望寿命显著增长。但随着社会的发展，这种单纯从生物学角度考虑健康和疾病的医学观的局限性日益凸显。首先，传染病防治水平的提升使人类的疾病和死因结构发生了显著改变，心脑血管疾病、恶性肿瘤和意外伤亡等已取代传染病，占据了人类疾病谱和死因谱的前列，而这些疾病和事件用传统医学观点已无法进行圆满解释和解决，生物医学模式下，疾病完全可以用偏离正常的可测量生物（躯体）变量来说明，在它的框架内没有给患者的社会、心理和行为方面留下"余地"的缺陷开始显现。

1948年WHO成立时，在宪章中对"健康"一词给予了的新定义，即健康是一种生理、心理和社会适应都趋于完美（well-being），而不仅仅是免于疾病和衰弱的状态。这一定义表明，人不应只注意体格方面的健康，还必须注重心理健康，增强社会适应能力成为生物－心理－社会医学模式的思想根源。1974年，美国保健学家布鲁姆（Blum. H. L）提出环境健康医学模式（environment health medical mode），强调了环境因素，尤其是社会环境因素对健康的影响；而加拿大学者拉隆达（Lalonde）和美国学者德威尔（Dever）在对环境健康医学模式加以修正和补充后提出的综合健康医学模式（comprehensive health medical mode），进一步阐明影响人群疾病与健康的主要因素为环境因素、生活方式与行为因素、生物遗传因素、医疗服务因素。

1977年，美国罗彻斯特大学精神病学和内科学教授恩格尔（G. L. Engel）在《科学》杂志上发表了经典性的文献——《需要一个新的医学模式：对生物医学的挑战》（*The Need for a New Medical Model:A Challenge for Biomedicine*），提出了应当从生物医学模式向生物－心理－社会医学模式转变的观点，首次正式提出生物－心理－社会医学模式。紧接着，他又发表了《生物心理社会医学模式和卫生保健职业人员的教育》（*The Biopsychosocial Model and The Education of Health Professionals*）和《生物心理社会医学模式的临床应用》（*The Clinical Application of The Biopsychosocial Model*）等文章，构建了一个相对完整的新的医学模式理论体系。

生物－心理－社会医学模式在盛行的生物医学模式基础上，整合心理和社会的维度，把患者作为一个整体的人。生物－心理－社会医学模式是生物医学的延续与完善，随着人类疾病谱的改变，单纯生物医学已不适应现代医学发展，需要进行心理和社会因素的考量。临床胜任能力是科学知识与人文精神的结合，人文与科学整合探索生物－心理－社会结合模式。生物－心理－社会医学模式坚持"在健康和疾病中，心与身不可分离"的观点，不仅强调疾病这一失衡状态，还重视个体的心身健康，强调健康促进和疾病预防。

（三）叙事医学

在 20 世纪 90 年代末，出现了与循证医学（Evidence based medicine）相对的一个概念——"基于叙事的医学"（Narrative based medicine），标志性的事件是 1998 年《基于叙事的医学：临床实践中的对话与话语》（*Narrative Based Medicine:Dialogue and Discourse in Clinical Practice*）一书的出版。该书作者认为，医疗实践者应该倾听并理解患者的疾病叙事，或者帮助患者重述故事以助双方理解事情的来龙去脉，抑或鼓励抑郁患者记事，帮助他们重获成就感等。也因此，医生和患者都能通过故事了解疾病，通过叙事，医生们得以获知患者的疾病体验，并了解疾病的真实状态，从而更好地解决患者的诉求，使患者的生活能归于完满。

早在 1971 年已有人使用 "narrative medicine" 一词，当时被看作是研究医学史的重要方法之一，与现在的 "narrative medicine" 概念相去甚远。2001 年，丽塔·卡伦陆续发表了《叙事医学：形式、功能与伦理》（*Narrative Medicine:Form，Function，and Ethics*）及《叙事医学：形式、功能和伦理叙事医学：移情、反思、专业和信任的模型》（*Narrative Medicine:a model for empathy，reflection，profession and trust*）两篇文章。前者对"叙事医学"的概念进行了界定：叙事医学是一种能认知、解释、并被他人的疾苦感动而后付诸行动的医学实践。后者将叙事医学定位为一种有效的医学实践模式，认为叙事医学可以弥合医生与患者、与自身、与同事及社会之间的隔阂，从而有助于医生为患者提供更精确、更有保障且更真实有效的医疗照护。自此，有关叙事医学的理论探讨逐渐增多，有研究者提议将叙事医学融入临床案例报道中，叙事医学的实证研究也开始出现。卡伦反复强调叙事医学的三要素——倾听、再现、归属；2017 年续篇《叙事医学的原则和实践》第七章又提出了六原则：①实现社会公正的行动；②学科的严谨性；③包容性；④容忍模糊性；⑤参与性和非等级式的方法；⑥关联性和主体间性的过程。

六、医学术语标准化

（一）医学术语标准化发展及成果概述

1. 医学术语标准化成果

国际上，WHO、NLM、美国国立癌症研究所（U.S.National Cancer Institute，NCI）、国际健康术语标准化与研发组织（International Health Terminology Standards Development Organization，IHTSDO）等相关机构积极从事医学知识组织系统的研究、制定、更新维护和发布服务。各术语标准化组织的共同努力促使国外医学术语标准及术语集成果丰富，包括《医学术语系统命名——临床术语》（Systemized Nomenclature of Medicine，Clinical Terms，SNOMED CT）、《医学主题词表》（Medical Subject Headings，MeSH）、《观测指标标识符逻辑命名与编码系统》（Logical Observation Identifiers Names and Codes，LONIC）、《世界卫生组织不良反应术语》（World Health Organization Adverse Reaction Terminology，WHOART）、《国际医学术语》（Internettional Medicine Terms，IMT）、《国际疾病分类》（International Classification of Diseases，ICD）、《国际疾病分类肿瘤学专辑》（ICD-0）、《机能、伤残与健康国际分类系统》（International Classification of Functioning，Disability and Health，ICF）、《医学统一体化词表》（Unified Medical Language System，UMLS）等。

NLM 早在 1956 年就开始构建《医学主题词表》，现已作为全球最有影响力的医学综合性叙词表和通用生物医学信息组织标准，广泛用于医学资源的主题标引与检索；NCI 开发的《NCI 叙词表》（NCI Thesaurus，NCIt），为肿瘤相关的医学资源分类与精准医学研究的开展提供了重要的肿瘤专题术语服务；IHTSDO 负责维护的《医学系统化术语表——临床术语》（Systematized Nomenclature of Medicine-Clinical Terms，SNOMED CT），涵盖疾病、临床发现、操作、微生物、药物等绝大多数临床信息，成为当今世界上公认的最庞大的临床医学术语集。

2. 医学术语标准化发展历程

科学家们一直试图将疾病名称标准化，医学术语标准化命名的历史可以追溯到 1889 年，这一年，国际解剖学会成立了命名委员会。1895 年，命名委员会提出了一份报告，确定了 50000 个解剖部位的名称，4500 个组织结构。这些专业术语在瑞士的 Basle 会议上被认可接受，这就是著名的巴塞尔解剖学名词（Basle Nomina Anatonica）方案。前述的术语标准化成果也不是一蹴而就，而是经历了 3 个时期的发展，发展历程也反映了国外医学术语标准化建设的总体趋势。20 世纪 50 年代，医学术语标准及体系初步建立，MeSH、DSM 等标准被初步创建；20 世纪 70、80 年代，大量医学术语标准化组织竞相发布了 SNOMED，UMLDS，MedDRA，WHODD，LOINC，CPT 等大量术语标准化及编码标准化工具，包括术语表、分类表、主题词表等，但是其收录范围和数量比较有限，内容少有交叉。步入 20 世纪 90 年代，特别是 2000 年以后，各医学术语标准化工具的发展逐步稳定和成熟，并且走向多语种和多术语集的交叉映射和集成融合。SNOMED 完成了与 ICD-10，ICD-9-M，LOINC 的交叉映射，并为 UMLS 提供术语，开始注重构建概念上的联系，对属性、关系、语义的发现和规范；MedDRA2.1 版本收录了 WHOART，COSTART，ICD-9 等医学术语集。

（二）疾病的命名及分类

1. 国际疾病分类（ICD）

WHO 编制的系列《国际疾病分类法》（International Classification of Diseases，ICD），依据人类疾病的病因、部位、病理、临床表现这 4 个特征对临床疾病进行分类组织，成为国际普遍采用的卫生信息标准。ICD 起源于由耶克·贝蒂荣（Jacques Bertillon）于 1893 年制定、1900 年 8 月修订的《国际死亡原因分类》，最初的版本包含 35 项大类、179 项子类目，每 10 年修订一次。1909 年、1920 年、1929 年和 1938 年都召开了《国际死亡原因分类》的修订大会。1948 年第六次修订后，该分类最终被命名为《国际疾病、损伤和死亡原因分类》(International Classification of Diseases, Injuries, and Causes of Death)，更接近今天 ICD 的含义。ICD 的第 1～7 版都按照疾病症状进行分类，第 8 版开始按照疾病病因学分类。1975 年修订出的 ICD-9 则增加了许多细则，即四位数亚目、某些五位数亚目。ICD-9 在使用了 18 年之后，WHO 在 1993 年出版了 ICD-10，在 2018 年发布了 ICD-11，目前 ICD-11 已于 2022 年 1 月 1 日正式生效。

自 ICD-9 开始，国际疾病分类不断细化，与日益丰富的医学研究相接轨并反映出人们对疾病认识的变化。ICD 内容总体变化参见表 1，第 9～11 版的关键改变大致如下。

表 1　ICD 内容变化

	ICD-1 至 ICD-7	ICD-8、ICD-9	ICD-10	ICD-11
修订/发布年份	1900，1909，1920，1929，1938，1948，1955	1965，1975	1993	2018（2022-1-1 正式生效）
分类轴心	症状	病因		可变轴心
编码框架	纯数字		数字＋字母	
编码范围	00.00～99.99		A00.00～Z99.99	1A00.00～ZZ9Z.ZZ
编码容量	1000 个		2600 个	269280 个
特殊编码系统	无		星号、剑号	主干码＋扩展码

（1）疾病分类容量大量增加：回顾 ICD 对疾病的编码，ICD-1 至 ICD-9 的编码方法是纯数字的方法，编码范围为 000.0～999.9，有 1000 个编码容量。ICD-10 开始采用字母加数字的编码方法，编码范围是 A00.0～Z99.9，有 2600 个编码容量。ICD-11 的编码框架采用的是 "ED1E.EE" 这种格式，类目编码有 4 位数组成，亚目编码有 5 位数亚目和 6 位数亚目，它的编码范围是 1A00.00～ZZ9Z.ZZ，有 269280 个编码容量，比 ICD-10 扩大 100 倍。

容量的扩展说明分类更加详细，应用范围和深度增加，分类也更加复杂和困难。例如，过去 ICD-9 将糖尿病作为一个类目，然后对并发症的情况进行亚目分类，而糖尿病类型反而是作为选择性编码的细目分类，而且还只分出胰岛素依赖型和非依赖型两类。而 ICD-10 首先强调糖尿病的分型，详细地分为胰岛素依赖型、非胰岛素依赖型、营养不良性糖尿病、其他特指类型的糖尿病和未特指类型的糖尿病，在型的基础上再进行并发症的亚目分类。

（2）从线性到多维度认识疾病：ICD-10 延续了传统的列表式结构，它未对各分类单元给予明确定义，往往通过标注包括、不包括或其他说明性文字对此分类单元的范畴进行描述。每个分类单元的分类相关属性，如病因、临床表现、部位、分类层级、包括及不包括的内容等，均隐含于描述性文字中。

ICD-11 通过系统化的方法呈现以上属性，对每个分类单元予以结构化的明确定义。其实现途径即建立本体模型，也称为内容模型。通过定义模型中的 13 个参数（ICD 实体名称、分类属性、文本定义、术语、身体系统或结构描述、时间属性、亚目严重度属性、表现属性、致因属性、功能属性、特定情况属性、治疗属性及诊断标准）来实现 ICD 分类单元的标准化定义，从不同维度呈现各个分类单元的内涵，并允许计算机对其进行处理。

（3）疾病分类日渐精准：ICD 的章节、类目、亚目都有标题，ICD-9 的一个特点是标题不完整，如疾病名称中不包括发病部位，这种不完整性有时就会造成分类错误，而 ICD-10 每个亚目标题都是完整的。

在 ICD-10 用于临床表现的许多星号代码在 ICD-11 中分类的第 21 章"症状、体征或临床所见，不可归类在他处者"中，一部分也存在于相应的身体系统章节中。在 ICD-10 表示病因的剑号系统，在 ICD-11 通过使用"扩展代码"来表示。

对 ICD-10 中左右、单双不分，轻中重度不明，部位不细的缺点，在 ICD-11 中，通过预组配编码和后组配编码方式（主干码加扩展码形式的簇编码）得到了有效解决。通过组合式编码，表达疾病的严重性、时间性、组织病理学、特定解剖部位、诊断与住院的关系、诊断与外科手术的关系、确认方法、诊断的确定性等，更加贴近临床。

2. ICD 的补充：国际疾病命名法

1970 年，国际医学科学组织理事会（The Council for International Organizations of Medical Sciences，C10MS）开始致力于国际疾病命名法（International Name of Diseases，IND）。1975 年，IND 成为国际医学科学组织理事会和 WHO 组织的联合项目。其主要目的是对每个疾病提供一个单一的推荐名称，这一名称应是特异的（适用于一个且只适用于一个疾病）、不含糊的、尽可能自我描述的、尽可能简单的，而且（只要可行的话）是基于原因的。许多广泛使用的、不完全符合上述标准的名称被作为同义词保留下来。现在国际上仍有从事国际疾病命名（IND）工作的组织。IND 的意图是与 ICD 互补，在 ICD 中已经尽可能地优先采用了 IND 的术语。医学名称标准化的工作十分有意义，但推广却十分困难。由于地域不同、文化差异和习惯差异等因素，人们对疾病的命名并不十分理性。

3. 西医疾病常见命名规律

西医疾病名称通常包括部位、病因、病理、临床表现（包括症状、体征、分期、分型、性别、年龄、急慢性、发病时间，甚至炎症的病理改变也称为临床表现）、损伤类型、特定人群等的组合，也可与"病""综合征"等字眼组合。如主动脉动脉硬化，部位在主动脉，病因为动脉硬化；结核性脑膜炎，病因为结核杆菌，部位在脑膜，临床表现为炎症。除此之外，还有几种特殊的情况。

（1）直接以症状命名，如发热。

（2）部位＋病理＋肿瘤动态，如胃腺癌伴转移，分化不确定。

（3）使用修饰词描述疾病，如鸡胸、马蹄形肾。

（4）以人名、地名命名，如克山病、阿尔卑斯山病、马凡综合征、里特病。

七、新认识，新挑战

随着医学科学不断地将我们对人体的基本认知向前推进，我们对疾病的理解也在不断加深。1948 年，WHO 成立，在其章程中对健康给予了全新的定义。其后有学者提出无病不等于健康，健康并非仅仅无病，健康和疾病不是截然对立的，在健康和疾病之间还存在着第三种状态，如某些疾病的前期或潜伏期，机体已经或正在发生某些变化，但尚未形成疾病状态，以及某些遗传病的疾病倾向等。有人又将此称为亚临床状态或亚健康状态。这第三种状态与健康和疾病并无截然分界，疾病可理解为量变转为质变。

随着社会的发展和认识的深入，西医还意识到心理、社会、文化、环境等因素对疾病的发生也有着重要影响。于是，生物－心理－社会医学模式、叙事医学逐渐诞生并发展。在 21 世纪接下来的几十年里，我们是否又会找到新的病原体、认识到新的特定因素对疾病的影响或发现新的疾病发展途径也未可知。

第三节　中西医对"病"的认识比较

一、相似的起源与早期发展

（一）理解病因：均从超自然到自然

无论是中华文明还是西方文明的早期，出于对自然力量的敬畏与恐惧，以及对疾病的不了解，很长一段时间，人们都认为疾病与超自然因素密切相关。随着文字的出现，先民们留下了各种关于疾病的记录，最早记录疾病的古埃及莎草纸医学文献，以及中国的甲骨文都开始以症状去描述疾病。然而此时甲骨文以发病部位对疾病进行命名已是主流，并不只是单纯描述症状。

公元前 6 世纪左右，春秋时期秦国良医医和提出阴、阳、风、雨、晦、明"六气致病说"，体现了认为病因来自体外的思想；而同一时期的古印度阿育吠陀医学则认为人体健康的基础是风、胆、痰三种体液的平衡，内在的和外来的因素都可能破坏平衡，进而导致疾病。三体液学说是古希腊时期希波克拉底学派"体液病理学"的渊源之一，故体液病理学在同样认为疾病是体液失衡的结果的基础上，发展了自己的理论，四体液说迅速成为西方医学主流。一般认为，《黄帝内经》大约在战国至秦汉时期由许多医家搜集、整理、综合而成，书中所述内容与体液病理学说提出时间相近。《黄帝内经》除多处出现"病名"一词外，有以"病"的形式进行讨论的专篇，还有不少地方直接用病机代替病名，如"疟论""痹论""寒热病""水肿""热病"等，专篇详细介绍疾病的病因病机、临床表现、相似疾病的鉴别诊断、治疗法则、预后等。《黄帝内经》虽没有明确提出辨证论治的具体方法，但其中部分观点已初见辨证论治端倪，为后世张仲景创立六经辨证论治体系奠定基础。中西医学发展到这一阶段，都逐步与巫术或神魔论划清界限。

（二）解剖学萌芽的西医与开始辨证论治的中医

公元 2～3 世纪，中西医学界都出现了影响深远的人物，他们分别是古罗马时期的名医盖伦和"医圣"张仲景。盖伦在继承希波克拉底医学学派医学理论基础上，提出"三灵气""呈递""黏附"等概念和假说，发展了自己的理论。盖伦还认为疾病植根于解剖，要求对身体精细构造有充分的认识，以此作为认识疾病的基础，这也是后世西方医学重视解剖的原因之一。而张仲景所著的《伤寒杂病论》则系统阐述 64 种病证，在辨病基础上进行辨证；对于外感热病的发生发展规律有独到见解。书中疾病按证候、病理、病位 + 病因、病位 + 病机，以及按六经（太阳、阳明、少阳、太阴、少阴病、厥阴）命名分类，后人多认为此书是中医辨证论治的开端。

（三）重视症状的基础上，中医以病因分类疾病，西医应用实验

经历春秋战国及之后很长的一段战乱时期，中医对病因的理解与认识日益深厚，大量的病因学知识需要系统整理，于是，巢元方等人于隋大业六年（610）编撰完成我国现存最早的病因病源学专著——《诸病源候论》。此书包括内、外、妇、儿、五官、皮肤等各科病证，列述诸病病源、证候，共 1739论。全书专论病源、证候，不载方药，以病为纲，从源分候，每一病候均详细论述病因和症状。同一时间下的西方文明正处于"黑暗时代"，古希腊罗马时期的医学知识在宗教的束缚下负重前行，阿维森纳是这一时期的优秀继承者之一，他在中世纪与希波克拉底、盖伦并称为医学界三位鼻祖，其代表作《医典》（*The Canon of Medicine*）显示了他对症状学及药理学的惊人知识，被列为医学史上第三座里程碑。《医典》的理论基础是希腊"四体液学说"，该书详尽论述了疾病的起因、症状、诊断及环境对于疾病的影响等问题。他还对传染病有了一定程度的认识，论述了排泄物检查的意义和实验过程，可见西医实验应用历史悠久。这一时期，中西医对疾病的认识都侧重于症状。

二、以整体观为主的中医理论与以还原论为主的西医理论逐渐形成

（一）中医整体观与西医还原论

中医整体观认为人与自然、人与社会是一个统一的整体，整个宇宙世界以气为中介、以人为核心、以时空为轴线，构建了"自然－人－社会"协调为用的宏观统一整体，通过气的升降出入、阴阳的消长转化、五行的生克制化等规律调控着整体的协调平衡。在宏观整体的调控下，人体、自然、社会又分别依照自身规律不断运动变化着。中医学在认识人体生理病理及进行疾病防治时，必须在整个时空的动态变化中把握各种联系，分析人体生命活动规律。

还原论主张复杂的现象源于简单的基本原理，认识事物时要先通过孤立的因果链条将实体还原为基本的组成单元，然后通过对基本单元性质的分析和逆向重构来推衍出对整体性质的认知。受这一思维的影响，西方医学的治疗开始聚焦于对身体生物过程的碎片化分析，而疾病无法实体化的行为和心理因素受到了忽视。

（二）12～17世纪的疾病认识

1. 中医：病因与病位理论日臻完善，辨证纲领正式确立

公元12～14世纪，宋、金、元的许多医家提出了自己的创见，丰富了中医学对疾病的认识，如南宋医家陈言在张仲景"三因致病说"基础上进一步发展，按病因来源、发病过程，将复杂的病因明确分为内因、外因、不内外因三类。刘完素"火热论"、张从正"病由邪生"、李杲"内伤脾胃，百病由生"、朱丹溪"相火论"，分别强调了火热、邪气、脾胃、相火在致病中的重要性。金代医家张元素完善了中医脏腑辨证论治体系，把《黄帝内经》已描述的脏腑与中医疾病定位紧密联系在一起。以上对疾病的认识，都着重于病因与病位。

对病因的认识上，明代吴有性首创"戾气"学说，清代医家叶桂明确提出温邪是温病病因。明清时期，中医辨证方法得到创新，温病卫气营血辨证与三焦辨证应运而生。直至明代张介宾以阴阳为总纲，统表、里、寒、热、虚、实六变，八纲作为辨证纲领方始确立。

2. 西医：明确区分症状与体征，解剖学和生理学正式建立

14 世纪左右，西方进入文艺复兴时期，文艺复兴使古希腊时期的以希波克拉底为代表的医学遗产在被遗忘一千多年后再次复兴。同时，人文主义者倡导的开拓创新、反对传统陈规旧习也影响了医学界，涌现出一批具有创新知识的医生。巴拉赛尔苏斯最早对职业病进行研究，还对癫痫进行了重要观察，认为麻痹和语言障碍与头的损伤有关。维萨里根据直接观察撰写出人体解剖学教科书，他于 1543 年出版解剖学巨著《人体的构造》。1567 年，让·费尔内尔的《通用医学》最早系统性描述疾病，区分了疾病的症状和体征，并将疾病分为不确定具体发病部位的"一般"疾病和有确定发病部位的"特殊"疾病。其观念是当时整个欧洲的医学主流。费尔内尔还在《病理学》中描述了疾病的病因、症状和体征。1628 年，哈维发表《心血运动论》，发现了血液循环加上度量及实验应用，证实心脏是血液循环原动力，提出血液循环的正确理论。这一时期，西医明确区分了症状和体征，开始了对疾病的系统化研究；解剖学、生理学正式成为西医的重要学科；以实验科学为基础的医学新纪元正式开启。

（三）18～19世纪：西医病理向微观深入，中医开始尝试与西医理论结合

17 世纪显微镜的发现及利用，把人类的视觉由宏观扩展到微观，科学家运用显微镜获得了一系列重要发现。18、19 世纪，从莫尔加尼、比沙、魏尔啸、施旺、巴斯德到科赫，西医对疾病的认识日益细化，从人体内的器官、组织到细胞层次，以及人体外的微生物入侵。叩诊技术、听诊器、X 线等发现或发明，使西医能更直观清晰地知悉患者体内的各种变化。通过查体，活着的患者的症状可以与解剖学上的变化联系起来了，精妙的技术革新将结构在微观及亚微观层面的变化与疾病联系起来。一个人生病与否不再取决于是否已经感到不舒服，诊断不再取决于患者的感觉，而是取决于医生的发现。1840 年鸦片战争以后，许多西方事物对中国人民有着强烈的冲击，一些中医医家试图寻找中西医理论的相通之处，如张锡纯认为"西医新异之理原多在中医包括之中"，并列举许多例子认为中医西医的病机可以相通，尝试西医辨病与中医辨证在理论上的结合。

（四）20 世纪以来的疾病认识

1. 辨证论治是中医重要特点

民国时期，政府的"废止旧医"提案和多次要求中医使用统一病名的文件，引起中医药界的强烈反对，最终上述提案与文件均没有实行。秦伯未、任应秋等医家，《中医学基础》4 版教材、《中医基础理论》5 版教材中都强调了中医对疾病的认识有自己的理论基础，无可替代。

1990 年，全国中医病名与证候规范化研讨会对病、证、症的概念取得了较为一致的认识。1993 年，国家中医药管理局医政司颁布《中医病证分类编码》。至 2012 年 7 月，已发布的中医常见病诊疗指南系列标准，共涉及 11 个临床专科、397 个病种，涵盖了中医临床常见的大部分病种，初步形成了中医常见病临床诊疗技术规范体系。

2. 西医：遗传的奥秘与不断更新的疾病认识

1953 年沃森和克里克提出双螺旋结构的 DNA 分子结构模型，20 世纪 60 年代遗传中心法则被证实。DNA 结构的发现将遗传学引入临床医学，科学家在认识了 DNA 中的 4 种碱基后对其进行测序，2000 年基因组草图即已完成。但西方科学家在 20 世纪以来，仍发现了许多新的病原体，如立克次体、艾滋病病毒、朊病毒等。随着急性、感染性疾病的下降，慢性、退行性疾病的增加，人类的健康和疾病观念又有了新的改变。WHO 对健康给予了一个全新的定义，有学者提出，在健康和疾病之间还存在着亚临床或亚健康的第三种状态。

三、中西医对"病"的认识比较与思考

（一）中西医疾病认识总结：中西医理论不可汇通

现实的情况表明，中西医是两个不同的医学，它们并不能汇通。因为西医和中医有着不同的理论基础、不同的诊疗方法。目前，西医理论基础仍是还原分析和定量化研究，中医则把人看作一个整体并强调和谐与平衡，它们走的是两条不同的医学道路。

（二）中西医疾病认识展望：取长补短、共同发展

随着社会的发展和认识的深入，西医意识到以还原论为基础的循证医学的不足，心理、社会、文化、环境等因素对疾病的发生也有着重要影响。于是，生物－心理－社会医学模式，以及在此模式下发展起来的、以患者为中心的叙事医学逐渐兴起。西方医学理论呈现出向整体观发展的趋势。

与此同时，中医学也借助现代科技拓展诊疗手段，向精准、标准客观化的方向发展。如运用脉诊仪、舌诊仪记录分析脉象、舌象，借助内镜、X线等影像学手段观察患者体内的变化，研究引经中药的靶向治疗等。中西医理论都在借鉴彼此的优势，取长补短以适应新时代的发展。

第三章

症病学说的临床
实践教学

症病学说是以疗效优先为核心理念，以"症病同治"为关键内容与办法，以"症病同除"为最佳疗效与目的，实行中西医优势互补的理论学说。最佳疗效的前提是制定最佳的诊疗方案，而最佳诊疗方案需要临床实践的检验与实际疗效的证明。因此，症病学说必须处处紧密联系临床，很多理论知识需要在临床中应用才能理解。所以，"症病同治"的三级医师示范查房，实际上是通过主任医师的亲自带动，针对目前的具体病例，共同制定"症病同治"的最佳诊疗方案，体现如何应用症病学说，培养"症病同治"医学人才的临床实践教学活动。

三级医师查房制度是医院医疗安全的核心制度之一，是医疗质量、医疗安全的重要保证，也是患者能否得到及时确诊与治疗的关键。三级医师查房制度规定，住院医师对所管患者每日至少上下午各查房一次，主治医师每日查房一次，主任医师每周查房 1～2 次。上级医师首次查房应于患者入院 48 小时内完成，病危患者 8 小时内查看，急危抢救病例随到随看。对诊断不清、治疗不顺利、疑难危重患者，必须由副主任医师以上医师查看。临床实践教学的形式有多种形式，而三级医师示范查房则是能够使各级医师及学生都可以共同体验"教学相长"的主要集体教学实践活动。

三级医师示范查房，既可通过实际案例的临床诊疗来体验如何把理论知识应用于临床实践、展示主任医师的诊疗水平，又能督促各类人员结合临床实际针对性地加强学习。基于三级医师查房制度的平台，实施症病学说的临床实践教学，可以达到主任示范带动，整体参与，理论与实践相结合，验证诊疗方案，展示疗效，用事实说话，共同提高诊疗水平，达到快速、批量培养临床医学人才的目的。

第一节 "症病同治"的三级医师示范查房的主要内容与规范

"症病同治"的三级医师示范查房的主要内容与规范包括"症病同治"的三级医师示范查房规范、"症病同治"的病情简介模板与应用、"症病同治"的三级医师示范查房评价等 3 个部分组成。

"症病同治"三级医师示范查房规范以时间效率为抓手，首先对查房目的提出明确要求，防止"跑题"，然后是具体要求，包括明确具体时间、地点、分工与责任，确保达到查房目的。

"症病同治"的病情简介模板主要提供给治疗组（住院医师和治疗组长）使用，同样是围绕查房目的设计，以时间效率为抓手落实。通过模板的形式介绍病情，既可快速全面了解患者的一般情况、既往诊疗情况，又可快速全面了解目前病情，包括中医和西医的诊断依据、诊疗原则及具体治疗措施，同时还可以了解治疗组的诊疗难题与下一步的诊疗思路。"症病同治"的病情简介模板主要是为上级医师及参加示范查房的人员提供真实的素材，供讨论分析与决策使用。

"症病同治"的三级医师示范查房评价主要用于客观评价示范查房的规范程度与实际效果。评价表既可提供给评估专家与观摩人员使用，也可提供给示范人员自评使用；既可以对示范查房的规范与效果进行整体评价，也可以对参与示范查房的各级医师单独评价。

一、"症病同治"的三级医师示范查房规范

1. 示范查房的主要目的

（1）以疗效优先为原则，为患者制定"症病同治"的最佳诊疗方案，解决目前的疑难诊疗问题。

（2）为下级医师的诊疗行为（守正中医与守正西医）提供示范指导。

（3）及时发现与解决临床管理存在的实际问题。

2. 示范查房的具体要求

（1）每次查房时间为 45 ～ 60 分钟（可以根据实际情况调整）。

（2）主管医生需提前准备好病历简介及影像学等有关资料，安排患者等候。

（3）查房开始，先集中在办公室，由主管医师用 5 ～ 10 分钟简要介绍病情及目前诊疗措施。

（4）治疗组长用 2 ～ 3 分钟做简要病情补充，并提出本次查房需要讨论并解决的问题。

（5）主任带领前往病房，用 10 ～ 15 分钟再次诊查病人。

（6）再次集中在办公室，由主治医师用 3 ～ 5 分钟向主任汇报针对所提问题的初步解决方案和理由。

（7）主任参照症病学说临床应用"138"策略与内容，用 15 ～ 20 分钟对治疗组提出的诊疗方案进行分析点评，提出决策方案。

（8）治疗组及其他人员对诊疗决策方案提问讨论，主任再次确认并答疑。

（9）治疗组长复述决策方案，明确需要修正落实的具体诊疗措施及分工。

（10）主任点评病历医嘱，提出临床管理改进意见。

3."症病同治"的三级医师示范查房规范的特色

（1）示范查房的目的明确。首先是以疗效优先为原则，为患者制定"症病同治"的最佳诊疗方案，解决目前的疑难诊疗问题。其次是主任医师为下级医师的诊疗行为（守正中医与守正西医）提供示范指导。同时主任医师可以通过查房及时发现与解决临床管理存在的实际问题。查房目标指向十分明确，主次分明，可以有效避免华而不实的形式查房。

（2）示范查房的时间有明确规定。"症病同治"的三级医师示范查房要求每周一次，每次查房时间大约 1 小时。每个具体分工与内容也有时间限制，确保查房效率，倒逼各级医师抓住要点，互相协调。限制时间与合理分工既能保证集体学习的时间与学习规范，又能解决疑难问题，提高学习效率，不影响其他住院患者的临床诊疗。

（3）三级医师示范查房分工明确。每个角色都有自己的分工与责任。住院医师需要做好基础工作，熟悉病情并如实汇报诊疗情况。治疗组长需要把握病情与诊疗方案，及时补充与纠正住院医师的汇报内容，同时提出需要讨论的诊疗难点与初步诊疗计划，请主任医师决策指导。主任医师是针对查房患者制定"症病同治"诊疗方案的决策人，指导下级医师与规范中西医诊疗行为的示范者，日常诊疗工作的管理者。

4."症病同治"的三级医师示范查房规范的应用体会

（1）"症病同治"的三级医师示范查房以解决当前患者的疑难诊疗问题为主要目的，也是对各级医师水平的真实考评。上级医师必须有担当，敢决断，当表率。诊断资料收集、诊疗决策公认、中西互补的最佳诊疗方案的形成、护理管理等都能一应体现。表面看是逐级演示，平淡一招，实则是对各级医师的实战能力的考量。尤其是主任医师，必须有更高的诊疗水平与能力，有丰富的诊疗经验，又把握最新的诊疗进展，才能展示出与下级医师的差别，做到能别人所不能。上级医师既要找出诊疗关键，善于科学决策，又要勇于担当。因为尽管上级医师有权做诊疗决定，但真正的评价却是未来的疗效及日后同行专家的评价。在查房的过程中，主任医师也可以发现医护管理的很多实际问题，及时管理及纠正。这也是对治疗组长（主治医师岗位）实际诊疗能力与岗位责任的考验。治疗组长是否掌握病情，发现住院医师汇报的不足或错漏，是否能够抓住疾病关键，提出诊疗疑难问题和解决方案，提供给主任医师和其他医师点评学习，也是治疗组长难得的展示能力与被客观评价的机会。实施"症病同治"的三级医师示范查房，言传身教，可以真实考验主任医师的诊疗水平，锻炼主治医师（治疗组长），规范住院医师的诊疗行为。

（2）中医院的三级医师查房制度十分值得深入探讨与研究。传统中医主要以个体开业为主，缺乏办医院尤其是现代大型医院的经验。而现代中医以医院为主体，专科建设势在必行。中医院与专科的发展必须顺应社会需求，必须应用现代医学技术，势必需要厘清医院生存与发展的核心能力，即诊疗能力的内涵与展现。西医院的查房经验和规范可以借鉴，但肯定不能照搬。现代中医只能勇于创新，大胆去闯。如何以疗效优先、中西互补，都要通过专科主任及学术带头人的带动与培养。

（3）医院领导对落实三级医师查房制度具有十分重要的推动作用。通过院领导查房督导示范，等于每一次示范都是在办学习班，可以在实践中推行"症病同治"，培养一批批的实战人才。在督导过程中可以规范诊疗行为，促进中药的示范应用，形成品牌效应。如此循环往复，形成学习型组织，使大家结合实际自觉学习，自然成才。

（4）实践证明，结合临床实际，教学相长是最为有效的临床医学人才培养方式。示范查房是随机遇到的每一个活生生的病例，充满了机遇和挑战。专科疾病如何诊断？患者的整体情况与承受能力如何？预后如何？如何确定整体的最佳方案？技术能力是否匹配？中医药如何应用？中西医优势如何互补？护理管理营养及法规等需要注意什么问题？患者及家属的诉求？经济及支付能力？治疗效果与时效判断？……在临床实际中远非课堂教学所能比拟。这种制度能够体现真正的临床诊疗与解决疑难问题的能力，因为需要中医、西医、护理、管理都要过硬。关键是治疗效果的不确定性，以及诊疗方案是否得到同行公认（一旦发生医疗纠纷能经得起同行专家质询）。因为患者和家属、同行专家才是诊治与教学示范效果的裁判。

二、"症病同治"的病情简介模板（表2）

1. "症病同治"的病情简介模板的内容组成

第一部分包括一般资料，如年龄、性别及入院或来诊时间及诉求等，以及主要病情经过（要求按时间先后顺序＋事件简要描述）、必要的既往史、药物过敏史和其他阳性病史。

第二部分是目前病情与诊断，包括生命体征和体重指数、主要体检结果、专科检查和目前病症（中医四诊）和检验检查等内容。其中检验检查、病情变化与疗效评价包括检验、检查（影像）、特殊体征或指标、生活质量评分等，要求按时间分类叙述或列表展示对照。诊断分中医和西医，要求全面、准确、规范、按轻重缓急罗列。

第三部分是诊疗方案，包括总体诊疗原则和具体措施。具体措施是需要补充的检验检查计划。治疗方案要求按实际需要与疗效排列，不分中西医，包括手术或介入（具体方案名称）、中医药（包括治则和治疗方法：①内服方药，如具体方名、组成药物名称和剂量；②中成药，如具体药物名称和剂量、用法；③中医外治特色疗法，如名称、用法及功能）、西药（具体药物名称、用量及用途）、基础管理与其他特殊处理（包括饮食与营养、康复锻炼、护理与管理、与患者及家属沟通等）。

第四部分是提出需要讨论的诊疗难点与初步解决方案。

2. "症病同治"的病情简介模板的特色

一是板块清晰，对患者病情可以一目了然，可以在短时间内全面了解病情与诊疗计划。

二是清晰展示诊疗难题与暴露存在的问题。诊疗难题需要治疗组长提出，前提是治疗组长对患者病情有深入了解，同时对诊疗方案有深入思考才能提出。存在问题指的是可以发现治疗组的诊疗水平与工作责任问题。如果病情简介中缺乏针对病情提出相应的诊疗措施，则主要暴露的是治疗组的医疗水平问题。没有跟进病情变化，及时调整诊疗策略与具体措施，则主要暴露的是治疗组的责任心问题。

三是"症病同治"的病情简介模板规范、全面，可以引领思维，培养良好习惯，而且便于总结、研究。

表 2 "症病同治"的病情简介模板

姓名：_____性别：____年龄：____岁 住院号：_____
因_____于_____年__月__日__时__分入住_____科

发病情况与主要诊疗经过（入院前）

日期／时间＋事件（简要病情或有关检验检查结果与治疗措施）。
日期／时间＋事件（简要病情或有关检验检查结果与治疗措施）。
日期／时间＋事件（简要病情或有关检验检查结果与治疗措施）（按时间顺序分别简要陈述）。
……
既往病史，过敏史，有阳性意义的个人史、婚育史、经带胎产和家族史。
入院诊断
中医诊断：
西医诊断：
继续诊疗经过（入院后）
日期／时间＋事件（简要病情或有关检验检查结果与治疗措施）。
日期／时间＋事件（简要病情或有关检验检查结果与治疗措施）（按时间顺序分别简要陈述）。
……

目前病情（病例讨论或会诊日期： 年 月 日）

1. 生命体征
T ℃ P 次／分 R 次／分 BP ／ mmHg BMI
2. 体检摘要
体检摘要包括重要器官的情况。
3. 专科情况
专科情况信息。
4. 当下的中医四诊所见
当下的主要病症、病征及临床特点＋其他中医四诊信息。
5. 既往的检验检查结果及特殊内容（可列表分类显示，方便前后对照）
（1）检验结果（表 3，包括三大常规、生化、癌标、甲功等）。

表3 检验结果

	项目	项目	项目	项目	……
日期 / 时间					
日期 / 时间					
……					

（2）检查结果（表4，包括 CT、彩超、MR 等）。

表4 检查结果

	检查项目
日期 / 时间	
日期 / 时间	
……	

（3）特殊病情记录（表5，如腹围、引流量、血压、血糖、尿量、神志、肌力等）。

表5 特殊病情记录

	项目	项目	项目	项目	……
日期 / 时间					
日期 / 时间					
……					

（4）生活质量评分及其他评估（表6）。

表6 生活质量评分及其他评估

	评分	评分	评分
日期 / 时间			
日期 / 时间			
……			

6.目前诊断

西医诊断：①、②、③、…

中医诊断：①、②、③、…

证型（病机）：

7.目前的检验检查计划、监测、治疗、护理与管理措施

参考"症病同治"的诊疗策略，内容如下。

（1）中医诊断正确、规范、全面，西医诊断准确、规范、全面（专科病证与全身病证按轻重缓急排序）。

（2）确定总体诊疗策略（包括诊疗原则与目的）。

（3）目前需要补充哪些检验、检查以进一步明确诊断，以及需要跟进检验、检查和监护的项目。

（4）针对目前的西医诊断，提出应当采用哪些西医主要治疗措施及其理由。

（5）针对目前的中医病证，提出应当采用哪些主要中医治疗措施及其理由。

（6）以最佳疗效为目标，制定中医和西医优势互补的诊疗方案（按轻重缓急统筹协调）。"症病同治"的诊疗策略，即根据西医诊断（分病）、疾病分期（分期）、病因分类（分类）、中医"病"症（分症）制定优势互补的诊疗策略。

优势互补的原则：首选消除症和（或）病，其次控制症和（或）病，改善症和（或）病也好。

（7）需要手术治疗的具体方案与围手术期处理要点。

（8）饮食营养、康复锻炼、护理、管理（切合患者需求与配合能力）等其他基础措施。

需要提出讨论的问题、主要诊疗难点

本部分主要记录需要提出讨论的问题、主要诊疗难点等。

上级医师指导意见

本部分主要记录上级医师指导意见。

疗效观察、诊疗方案调整与随访记录

本部分包括疗效观察、诊疗方案调整与随访记录。

三、"症病同治"的三级医师示范查房评价

评价设计是"症病同治"的三级医师示范查房的重要环节，评价督导对能否扎实开展示范查房、推动落实"症病同治"高级医学人才的培养作用十分重要。

查房评价采用百分制与权重评分制相结合的方法，可以客观评价各级医师的诊疗水平与岗位责任。

根据"症病同治"的三级医师示范查房规范要求、"症病同治"的病情简介内容，分别制定住院医师、治疗组长（主治医师岗位）、主任医师的评分细则。每一级医师均用百分制评价。

同时采用整体百分制评价标准，对各级医师所担负的岗位职责分别按主任医师、治疗组长（主治医师岗位）、住院医师为6：3：1的权重分别算出各自得分，再相加后得出整体总分。

为体现主任和主治作为上级医师的担当与责任，凡是下级医师的扣分，均要根据权重比例扣去上级医师相应的分数，以体现上级医师对下级的培养与岗位责任担当。

《"症病同治"的三级医师示范查房评分表》（表7）主要用于三级医师示范查房时对各级医师的评价考核，《"症病同治"的医师培训考核评分表》（表8）主要用于临床医师培训学习考核。

表7 "症病同治"的三级医师示范查房评分表

考评科室：	一级医师：	二级医师（治疗组长）：	三级医师（主任医师）：

注：评审专家只需填写扣分项，不需计算得分

评估项目	分值	评估要素	评分标准			扣分
一级医师	20分	查房前准备	1. 病历资料准备。（10分）			
			2. 影像学资料的准备。（5分）			
			3. 查房对象的安排准备。（5分）			
	80分	病情汇报规范与质量（5～10分钟）	1. 基本信息（4分）	姓名、性别、年龄、入院时间。（错漏一项扣4分）		
			2. 病史（6分）	①诊疗经过按时间顺序，简洁描述相关诊疗事件。（2分）		
				②既往史、过敏史。（每项2分）		
				③个人史、婚姻史、月经史、生育史、家族史。（每项2分）		
			3. 目前病情（35分）	①生命体征包括T、P、R、BP、BMI。（每项2分）		
				②体检摘要包括重要脏器体征及其他阳性体征。（5分）		
				③专科检查情况。（5分）		
				④目前证候包括主要症状或病征、其他中医四诊要点。（5分）		
				⑤检验、检查结果及特殊内容，需要分类、按时间顺序、全面展示。（8分）		
				⑥西医诊断全面准确规范，分主次排列。（5分）		
				⑦中医诊断全面、准确、规范，分主次排列。（5分）		

评估项目	分值	评估要素	评分标准			扣分
一级医师	80分	病情汇报规范与质量（5～10分钟）	4.诊疗措施（35分）	①总体诊疗原则根据患者实际需求，提出诊疗策略。（10分）		
				②诊断检查计划。补充检查计划需要切合临床实际、具体可行。（10分）		
				③治疗措施根据临床实际需求，择优排列。（5分）		
				右侧治疗处理措施合计得10分。应该选用而未用者每缺一项扣5分，不完善按实际情况扣分。	（1）手术或介入治疗（名称）。	
					（2）中医辨证：①治则。②内服处方有具体方名、药味剂量及煎服法。③中成药，包括具体药名、用法用量、用途、功能。④中医外治特色疗法，包括名称、用法、功能。	
					（3）西药包括药名、用法用量及用途。	
					（4）基础管理包括饮食与营养、康复锻炼、护理与管理、患者与家属的有效沟通等。	

一级医师查房专家评分： 分 实际得分 = 专家评分 *10%= 分

二级医师		下级医师不足，上级医师同等责任扣分；若能够及时正确指出，可减半扣分。（此项专家不需填写）		
二级医师	10分	3～5分钟	1.病情补充。	
	30分		2.提出需要上级医师解决的疑难或关键问题。	
	30分		3.针对上述问题，提出解决方案。	
	10分		4.上级医师提出诊疗方案后，提出讨论建议或表示同意。	
	20分		5.复述上级医师查房确定的诊疗方案，并落实分工。	

疫病学说

评估项目	分值	评估要素	评分标准		扣分
二级医师查房专家评分： 分 实际得分＝（专家评分×30%）——一级医师不足实际扣分＝ 分					
三级医师综合评分		一、二级医师不足，上级医师同等责任扣分；若能够及时正确指出，可减半扣分。（此项专家不需填写）			
	20分	诊查规范（15～20分钟）	1. 整体诊查规范。（每项5分）		
			2. 专科诊查规范。（每项5分）		
			3. 中医诊查规范。（每项5分）		
			4. 注意人文关怀。（5分）		
	10分		回应下级医师提出的问题，并提出解决办法。		
	50分	诊疗方案（10～15分钟）	1. 总体诊疗原则。（10分）		
			2. 诊断方案及补充检验检查措施。（10分）		
			3. 根据临床实际，分主次提出治疗措施。（10分）		
			右侧治疗处理措施合计得20分。应该选用而未用者，每一项扣5分，不完善根据实际情况扣分。	（1）手术或介入治疗（名称）。	
				（2）中医辨证论治。①辨证。②治则。③内服处方有具体方名、药味剂量及煎服法。④中成药包括具体药名、用法用量、用途、功能。⑤中医外治特色疗法包括名称、用法、功能。	
				（3）西药包括药名、用法用量及用途。	
				（4）基础管理包括饮食与营养、康复锻炼、护理与管理、与患者及家属的有效沟通等。	
				（5）结合国内外新进展，融入诊疗指导。	
	15分	5～10分钟	1. 点评病历及医嘱。（10分）		
			2. 关注护理、院感、纠纷、费用、营养、监护等，提出特别注意事项。（5分）		
	5分		时间把控		
三级医师查房专家评分： 分 实际得分＝（专家评分×60%）－下级医师不足实际扣分＝ 分					

评估项目	分值	评估要素	评分标准	扣分
本次三级医师示范查房总分：　　　分				
说明			①三级医师示范查房评分权重占比：一级医师 10%、二级医师 30%、三级医师 60%。	
			②二级医师实际扣分 = 30 分 – 一级医师实际得分；三级医师实际扣分 = 60 分 –（一级医师实际扣分 + 二级医师实际扣分）。	
			③本次三级医师示范查房总分 = 一级医师查房实际得分 + 二级医师查房实际得分 + 三级医师查房实际得分。	
			④只有两级医师时，下级医师接受一二级医师评分。	
评估专家签名：			评估日期：　　年　　月　　日	

表8 "症病同治"的医师培训考核评分表

医师	实习医师	姓名：　　　带教老师：　　　科室：			
注：评审专家只需填写扣分项和扣分原因，不需计算得分。					

评估内容	分值	评分要素与标准		扣分	扣分原因
查房前准备	20 分	1. 病历资料准备。（10 分）			
		2. 影像学资料的准备。（5 分）			
		3. 查房对象的安排准备。（5 分）			
病情汇报规范与质量（汇报时间：10 分钟）	80 分	1. 基本信息（4 分）	姓名、性别、年龄、入院时间。（错漏一项扣 4 分）		
		2. 病史（6 分）	①诊疗经过按时间顺序，简洁描述相关诊疗事件。（4 分）		
			②既往史、过敏史。（每项 2 分）		
			③个人史、婚姻史、月经史、生育史、家族史。（每项 2 分）		
		3. 目前病情（32 分）	①生命体征包括 T、P、R、BP、BMI。（每项 2 分）		
			②体检摘要包括重要脏器体征及其他阳性体征。（5 分）		
			③专科检查情况。（5 分）		
			④目前证候包括主要症状或病征、其他中医四诊要点。（5 分）		

百病学说

评估内容	分值	评分要素与标准			扣分	扣分原因
病情汇报规范与质量（汇报时间：10分钟）	80分		⑤检验检查结果及特殊内容需要分类、按时间顺序全面展示。（5分）			
			⑥西医诊断全面、准确、规范，分主次排列。（5分）			
			⑦中医诊断全面、正确、规范，分主次排列。（5分）			
		4.诊疗措施（38分）	①总体诊疗原则，根据患者实际需求，提出诊疗策略。（8分）			
			②诊断检查计划包括补充检查计划，要切合临床实际，具体可行。（10分）			
			③治疗措施应根据临床实际需求，择优排列。（5分）			
			右侧治疗处理措施合计得15分。应该选用而未用者每缺一项扣5分，不完善按实际情况扣分。	（1）手术或介入治疗（名称）。		
				（2）中医辨证论治。①治则。②内服方有具体方名、药物剂量及煎服法。③中成药包括具体药名、用法用量、用途、功能。④中医外治特色疗法包括名称、用法、功能。		
				（3）西药包括药名、用法用量及用途。		
				（4）基础管理包括饮食与营养、康复锻炼、护理与管理、与患者、家属的有效沟通等。		
评估专家签名：				评估日期：　　年　月　日		
				得　分：		

136

第二节 "症病同治"三级医师示范查房的目的与意义

开展"症病同治"三级医师示范查房，具有十分现实的临床意义与深远的发展影响。因为医学研究成果是否有用，关键要看临床疗效；查房规范能否具有生命力，关键要看能否具有推广应用及成为人才培养的教学素材；临床疗效也是检验教师（主任）临床水平的关键标准。"症病同治"三级医师示范查房的目的与意义主要体现在如下方面。

1. 践行临床医学教育以培养"能治病，治好病"人才为目的的医学初心。"能治病，治好病"的中国特色医学人才培养标准，应该是培养既能治疗中医定义的"病"，又能治疗西医诊断的"病"，能够取得"症病同除"最佳疗效的高素质临床医学人才。

2. 为培养"症病同治"的高素质临床医学人才提供示范。医院的关键核心能力是诊疗水平，标志是临床疗效。因此，通过三级医师示范查房的临床实践教学，可以真正体现"症病学说"对提高临床疗效的实际作用，体现最佳诊疗方案。既可以达到培养掌握"症病学说"的高素质医学人才，又能达到提高临床疗效的目的。

3. 推动中医学和西医学的临床规范应用。症病学说是在中医学与西医学的基础上认识与应用中西医学的方法学基础性课程。掌握症病学说，实施"症病同治"，必须有扎实的中医学与西医学基础。既要守正西医，"查验定病，以病为治，以病为效"；又要守正中医，"以症为病，以症（证）为治，以症为效"。而且既要跟进西医学的最新诊疗进展，又要跟进中医学的最新诊疗进展，才能实践与应用症病学说。

4. 探索中医学与西医学优势互补的思路与方法。掌握症病学说，实施"症病同治"，必须掌握"症病学说"的应用办法，瞄准最佳疗效（症病同除）的目的，根据从实际出发、从规范着手、取优势结合的三个原则，掌握"症病同治"的八个要点，并且在实践中结合具体病人、具体病情，以及根据病情变化随时调整，才能形成最佳的诊疗方案，体验"症病同治"的诊疗策略。

5. 探索临床医学"教学相长"的创新模式。"症病同治"的三级医师示范查房，既需要展示主任医师能够解决临床疑难问题、制定与实施"症病同治"的最佳诊疗方案的能力，同时也要展示能够培养"症病同治"的高素质医学人才的能力及方法，真正达到教学相长的目的。

参考文献

［1］广州中医学院. 中医诊断学讲义［M］. 上海：上海科学技术出版社，1964.

［2］邓铁涛. 中医诊断学［M］. 上海：上海科学技术出版社，1984.

［3］张奇. 中国卫生年鉴：1991［M］. 北京：人民卫生出版社，1991.

［4］国家中医药管理局医政司. 中医病证分类编码［M］. 武汉：湖北科学技术出版社，1993.

［5］黄英志. 叶天士医学全书［M］. 北京：中国中医药出版社，1999.

［6］邓铁涛. 中医近代史［M］. 广州：广东高等教育出版社，1999.

［7］中国大百科全书总编辑委员会. 中国大百科全书：现代医学1［M］. 北京：中国大百科全书出版社，2002.

［8］哈维. 心血运动论［M］. 田铭译. 北京：北京大学出版社，2007.

［9］郑洪新. 张元素医学全书［M］. 北京：中国中医药出版社，2015.

［10］玛丽·道布森. 医学图文史：改变人类历史的7000年［M］. 苏静静译. 北京：金城出版社，2016.

［11］高希言，朱平生，田力. 中医大辞典［M］. 太原：山西科学技术出版社，2017.

［12］刘雅芳. 中医各家学说［M］. 哈尔滨：哈尔滨工程大学出版社，2017.

［13］苏佳灿，黄标通，徐金廉，等. 医学起源与发展简史［M］. 上海：上海大学出版社，2020.

［14］高晞. 医学与历史［M］. 上海：复旦大学出版社，2020.

［15］Jan G. van den Tweel，Jiang Gu，Clive R. Taylor. 从巫术到分子：医学和病理学发展简史［M］. 北京：北京大学医学出版社，2020.

［16］杰克琳·杜芬. 医学简史［M］. 李冰奇译. 南昌：江西科学技术出版社，2021.

［17］王振过，徐建云. 中外医学史［M］. 北京：中国中医药出版社，2021.